Adam Bloch

Das neue Spektrum der Tourette-Therapie
Ein interdisziplinärer Überblick über den Stand
der aktuellen Forschung

bup

Adam Bloch
Das neue Spektrum der Tourette-Therapie
Ein interdisziplinärer Überblick über den Stand
der aktuellen Forschung

ISBN: 978-3-69035-953-5

Bestellnummer: 2044/25
Auch als eBook verfügbar
(978-3-69035-958-0)

Cover-Gestaltung: Kerstin Laube
Herstellung: Michaela Witt

© Bremen University Press, 2025.
Fahrenheitstr. 11
28359 Bremen
bup@bremenuniversitypress.com
www.bremenuniversitypress.com

Die Nutzung des Manuskripts im Ganzen oder in Teilen ohne vorherige schriftliche Zustimmung des Verlags ist nicht zulässig.

Dieses Buch wurde auf umweltfreundlichem Papier aus nachhaltiger Forstwirtschaft gedruckt, um Ressourcen zu schonen und die Umweltbelastung zu minimieren. Durch den Einsatz von Recyclingmaterialien und FSC-zertifiziertem Papier leisten wir einen Beitrag zum Schutz der Wälder und zur Reduzierung des ökologischen Fußabdrucks.

Adam Bloch

Das neue Spektrum der Tourette-Therapie

Ein interdisziplinärer Überblick über den Stand der aktuellen Forschung

Übersicht

	VORWORT	16
1	EINLEITUNG	18
2	DEFINITION UND KLASSIFIKATION	24
3	ÄTIOLOGIE UND PATHOPHYSIOLOGIE	42
4	SYMPTOMATIK UND KLINISCHES ERSCHEINUNGSBILD	71
5	PHARMAKOLOGISCHE STANDARDTHERAPIEN	96
6	NICHT-MEDIKAMENTÖSE THERAPIEANSÄTZE	129
7	NEUE ANSÄTZE IN DER TOURETTE-THERAPIE	205
8	ZUSAMMENFASSUNG UND AUSBLICK	247
9	INDEX	252
10	LITERATURVERZEICHNIS	258

Inhaltsverzeichnis

VORWORT 16

1 EINLEITUNG 18
   1.1 Hintergrund und Relevanz der Thematik 18
   1.2 Historischer Überblick über das Tourette-Syndrom 19
   1.3 Epidemiologie: Prävalenz, Altersverteilung,
        Geschlechtsunterschiede 20
   1.4 Aktuelle Herausforderungen in der Behandlung 22

2 DEFINITION UND KLASSIFIKATION 24
   2.1 Internationale Diagnosekriterien (DSM-5, ICD-11) 24
      2.1.1 *Diagnostische Kriterien nach DSM-5* 24
      2.1.2 *Klassifikation nach ICD-11* 25
      2.1.2 *Gemeinsamkeiten und Unterschiede* 26
      2.1.3 *Relevanz der Klassifikation für die Therapie* 27
      2.1.4 *Kritische Reflexion* 28
   2.2 Abgrenzung zu anderen Tic-Störungen 29
      2.2.1 *Vorübergehende Tic-Störung (Provisional Tic
            Disorder)* 29
      2.2.2 *Chronisch motorische oder vokale Tic-Störung* 31
      2.2.3 *Nicht näher bezeichnete Tic-Störung* 32
      2.2.4 *Tics im Rahmen anderer neurologischer oder
            psychiatrischer Erkrankungen* 33
      2.2.5 *Stereotypien und andere bewegungsbezogene
            Phänomene* 34
      2.2.6 *Fazit zur Abgrenzung* 35
   2.3 Komorbiditäten: ADHS, Zwangsstörungen,
        Angststörungen 35
      2.3.1 *Aufmerksamkeitsdefizit-/Hyperaktivitätsstörung
            (ADHS)* 36
      2.3.2 *Zwangsstörungen (OCD)* 37
      2.3.3 *Angststörungen* 39

2.3.4	*Weitere komorbide Störungen (Überblick)*	*40*
2.3.5	*Fazit*	*41*

3 ÄTIOLOGIE UND PATHOPHYSIOLOGIE 42

3.1 GENETISCHE FAKTOREN: GENETISCHE ASSOZIATIONSSTUDIEN, HEREDITÄRE ASPEKTE 42
- *3.1.1 Hereditäre Aspekte: Familien- und Zwillingsstudien 42*
- *3.1.2 Genetische Assoziationsstudien 43*
- *3.1.3 Epigenetik und Gen-Umwelt-Interaktion 45*
- *3.1.4 Bedeutung für Diagnostik und Therapie 46*

3.2 NEUROBIOLOGISCHE MECHANISMEN 47
- *3.2.1 Basalganglien und Thalamo-kortikale Schaltkreise 47*
- *3.2.2 Dopaminerge Dysregulation 52*

3.3 IMMUNOLOGISCHE ASPEKTE: PANDAS UND ANDERE AUTOIMMUNHYPOTHESEN 57
- *3.3.1 PANDAS: Pediatric Autoimmune Neuropsychiatric Disorders Associated with Streptococcal Infections 58*
- *3.3.2 PANS: Pediatric Acute-onset Neuropsychiatric Syndrome 59*
- *3.3.3 Immunologische und entzündliche Befunde bei Tourette 61*
- *3.3.4 Therapeutische Konsequenzen 62*
- *3.3.5 Fazit 63*

3.4 UMWELTFAKTOREN: PRÄ-, PERI- UND POSTNATALE EINFLÜSSE 63
- *3.4.1 Pränatale Risikofaktoren 64*
- *3.4.2 Perinatale Risikofaktoren 66*
- *3.4.3 Postnatale Umweltfaktoren 67*
- *3.4.4 Bedeutung für Forschung und Prävention 69*
- *3.4.5 Fazit 69*

4 SYMPTOMATIK UND KLINISCHES ERSCHEINUNGSBILD 71

4.1 MOTORISCHE UND VOKALE TICS: KLASSIFIKATION, VERLAUF, KOMPLEXITÄT 71

4.1.1	Grunddefinition und phänomenologische Merkmale	71
4.1.2	Klassifikation: motorisch vs. vokal, einfach vs. komplex	72
4.1.3	Verlaufsmuster und Entwicklung über die Lebensspanne	74
4.1.4	Komplexität und individuelle Ausprägung	76
4.1.5	Fazit	77
4.2	PHÄNOMENOLOGIE UND ALLTAGSEINSCHRÄNKUNGEN	77
4.2.1	Phänomenologie der Tic-Symptomatik	78
4.2.2	Wahrnehmung durch die Umwelt	79
4.2.3	Einschränkungen in verschiedenen Lebensbereichen	80
4.2.4	Psychosoziale Auswirkungen und subjektiver Leidensdruck	82
4.2.5	Fazit	83
4.3	CHRONIZITÄT UND VERLAUFSMUSTER	84
4.3.1	Erkrankungsbeginn und frühe Phase	84
4.3.2	Plateau-Phase: Höhepunkt der Symptomatik	85
4.3.3	Verlauf in der Adoleszenz	86
4.3.4	Verlauf im Erwachsenenalter	87
4.3.5	Prognostische Faktoren	88
4.3.6	Fazit	89
4.4	EINFLUSS VON STRESS, AUFMERKSAMKEIT UND UMGEBUNG	89
4.4.1	Stress als Verstärkungsfaktor	90
4.4.2	Aufmerksamkeit und Tic-Fokussierung	91
4.4.3	Einfluss der Umgebung: Soziale und physische Kontexte	93
4.4.4	Interaktion der Einflussfaktoren	94
4.4.5	Fazit	95
5	**PHARMAKOLOGISCHE STANDARDTHERAPIEN**	**96**
5.1	ANTIPSYCHOTIKA (Z. B. RISPERIDON, ARIPIPRAZOL, HALOPERIDOL)	96
5.1.1	Wirkprinzip und Zielstruktur im Gehirn	96
5.1.2	Klassifikation: typische vs. atypische Antipsychotika	97

5.1.3	*Einzelne Wirkstoffe im Überblick*	*98*
5.1.4	*Studienlage und Evidenz*	*100*
5.1.5	*Nebenwirkungen und Monitoring*	*101*
5.1.6	*Praxisempfehlungen zur Anwendung*	*102*
5.1.7	*Fazit*	*102*
5.2	ALPHA-2-AGONISTEN (Z. B. CLONIDIN, GUANFACIN)	103
5.2.1	*Wirkmechanismus und neurobiologische Zielstruktur*	*103*
5.2.2	*Clonidin (Catapresan®, Kapvay®)*	*104*
5.2.3	*Guanfacin (Intuniv®)*	*105*
5.2.4	*Indikationsstellung und klinische Einsatzbereiche*	*106*
5.2.5	*Studienlage und evidenzbasierte Empfehlungen*	*107*
5.2.6	*Nebenwirkungen, Kontraindikationen und Monitoring*	*107*
5.1.7	*Fazit*	*108*
5.3	DOPAMINERGE MODULATOREN (Z. B. TETRABENAZIN, VMAT2-HEMMER)	109
5.3.1	*Wirkprinzip: VMAT2-Hemmung*	*109*
5.3.2	*Tetrabenazin*	*110*
5.3.3	*Deutetrabenazin und Valbenazin – neue VMAT2-Hemmer*	*111*
5.3.4	*Studienlage und Evidenzbasis*	*112*
5.3.6	*Nebenwirkungen und Monitoring*	*114*
5.3.7	*Fazit*	*114*
5.4	ANDERE MEDIKAMENTE MIT OFF-LABEL-VERWENDUNG (Z. B. TOPIRAMAT, BACLOFEN, CANNABISPRÄPARATE)	115
5.4.1	*Topiramat*	*116*
5.4.2	*Baclofen und andere GABA-B-Agonisten*	*118*
5.4.3	*Cannabinoide und medizinisches Cannabis*	*119*
5.4.4	*Weitere experimentelle Substanzen (Ausblick)*	*121*
5.4.5	*Fazit*	*121*
5.5	KOMBINATIONSTHERAPIEN UND INDIVIDUELLE ANPASSUNG	122
5.5.1	*Rationale für Kombinationstherapien*	*122*
5.5.2	*Häufige Kombinationen in der Praxis*	*123*

5.5.3	Indikationsstellung und Auswahlkriterien	125
5.5.4	Herausforderungen und Monitoring	126
5.5.5	Integration nicht-pharmakologischer Maßnahmen	127
5.5.6	Fazit	128

6 NICHT-MEDIKAMENTÖSE THERAPIEANSÄTZE 129

6.1	VERHALTENS- UND GEWOHNHEITSTHERAPIEN (CBIT, HABIT REVERSAL TRAINING)	129
6.1.1	Grundprinzipien des Habit Reversal Training (HRT)	129
6.1.2	CBIT – Erweiterung des HRT	131
6.1.3	Studienlage und Wirksamkeit	132
6.1.4	Indikationen und Grenzen	132
6.1.5	Umsetzung in der Praxis	133
6.1.6	Kombination mit anderen Therapieformen	134
6.1.7	Fazit	135
6.2	PSYCHOEDUKATION UND ELTERNARBEIT	136
6.2.1	Ziele und Inhalte der Psychoedukation	136
6.2.2	Spezifische Aspekte der Elternarbeit	137
6.2.3	Alters- und entwicklungsspezifische Aspekte	139
6.2.4	Methoden und Medien	140
6.2.5	Evaluation und Wirksamkeit	141
6.2.6	Fazit	142
6.3	ENTSPANNUNGSVERFAHREN UND ACHTSAMKEITSTECHNIKEN	142
6.3.1	Physiologische und psychologische Grundlagen	143
6.3.2	Bewährte Entspannungsverfahren	144
6.3.3	Achtsamkeit und achtsamkeitsbasierte Verfahren (Mindfulness)	145
6.3.4	Wirksamkeit und Studienlage	146
6.3.5	Praktische Umsetzung	147
6.3.6	Fazit	148
6.4	ERGOTHERAPEUTISCHE UND PÄDAGOGISCHE MAßNAHMEN	149
6.4.1	Ergotherapie bei Tic-Störungen	149
6.4.2	Bedeutung der Pädagogik und schulischer Förderung	150

6.4.3	Interdisziplinäre Zusammenarbeit	152
6.4.4	Förderung der Selbstständigkeit und Alltagsbewältigung	152
6.4.5	Evaluation und wissenschaftliche Fundierung	153
6.4.6	Fazit	154
6.5	LOGOPÄDIE UND STIMMTHERAPIE BEI VOKALEN TICS	155
6.5.1	Indikation für logopädische Interventionen	155
6.5.2	Therapiebereiche und Methoden	156
6.5.3	Besonderheiten bei Kindern und Jugendlichen	158
6.5.4	Logopädie als Teil eines multimodalen Konzepts	159
6.5.5	Studienlage und klinische Erfahrungen	160
6.5.6	Fazit	160
6.6	SOZIALE KOMPETENZTRAININGS UND GRUPPENTHERAPIE	161
6.6.1	Ziele sozialer Kompetenztrainings	162
6.6.2	Inhalt und Aufbau typischer Trainingsprogramme	163
6.6.3	Gruppentherapieformate bei Tourette	164
6.6.4	Evidenz und Wirksamkeit	165
6.6.5	Integration in die Gesamtbehandlung	166
6.6.6	Fazit	167
6.7	TIERGESTÜTZTE THERAPIEFORMEN UND ALTERNATIVE VERFAHREN	167
6.7.1	Tiergestützte Therapieformen	168
6.7.2	Evidenzlage tiergestützter Therapie	170
6.7.3	Weitere alternative Verfahren	171
6.7.4	Indikation, Grenzen und ethische Aspekte	172
6.7.5	Fazit	173
6.8	DIGITALE THERAPIEANGEBOTE UND ONLINE-SELBSTHILFETOOLS	174
6.8.1	Typen digitaler Angebote bei Tourette	174
6.8.2	Wirksamkeit und Evidenzlage	176
6.8.3	Chancen und Vorteile	177
6.8.4	Herausforderungen und Grenzen	178
6.8.5	Integration in multimodale Therapieansätze	179
6.8.6	Fazit	180
6.9	SPORT- UND BEWEGUNGSTHERAPIE	180
6.9.1	Wirkmechanismen von Bewegung bei Tourette	181

6.9.2	Sportarten mit therapeutischem Potenzial	182
6.9.3	Strukturierte Bewegungstherapie im klinischen Setting	183
6.9.4	Empfehlungen für Alltag und Schule	184
6.9.5	Studienlage und klinische Erfahrungen........................	185
6.9.6	Fazit	186
6.10	ERNÄHRUNG UND LEBENSSTILFAKTOREN	186
6.10.1	Ernährung und Tourette: Zwischen Evidenz und Erfahrungswert...	187
6.10.2	Schlaf und Erholungsphasen	189
6.10.3	Bildschirmzeit, digitale Medien und Stressregulation ..	190
6.10.4	Tagesstruktur, Routinen und Selbstfürsorge.................	191
6.10.5	Fazit	192
6.11	BEHANDLUNG KOMORBIDER STÖRUNGEN IM KONTEXT DER TIC-SYMPTOMATIK	192
6.11.1	Diagnostische Einordnung und Differenzialdiagnose ...	193
6.11.2	Behandlung von ADHS im Kontext von Tourette...........	194
6.11.3	Behandlung von Zwangsstörungen (OCD)....................	195
6.11.4	Behandlung von Angststörungen und Depressionen ...	196
6.11.5	Komorbiditäten im Autismus-Spektrum und Lernstörungen	196
6.11.6	Therapeutische Priorisierung und Behandlungskaskade...	197
6.11.7	Fazit	198
6.12	MULTIMODALE BEHANDLUNGSANSÄTZE IN DER PRAXIS: FALLBEISPIELE UND INTERDISZIPLINÄRE ZUSAMMENARBEIT	198
6.12.1	Prinzipien multimodaler Therapieplanung...................	199
6.12.2	Fallbeispiel 1: „Max, 9 Jahre – auffällige Tics und ADHS"..	200
6.12.3	Fallbeispiel 2: „Leyla, 15 Jahre – vokale Tics und soziale Isolation"	201
6.12.4	Interdisziplinäre Zusammenarbeit: Erfolgsfaktoren und Herausforderungen	202
6.12.5	Rolle von Selbsthilfe und Peer-Unterstützung	203

6.12.6	Fazit	204
7	**NEUE ANSÄTZE IN DER TOURETTE-THERAPIE**	**205**
7.1	INDIVIDUALISIERTE UND PERSONALISIERTE THERAPIEPLANUNG	205
7.1.1	Prädiktive Marker und Symptomcluster	205
7.1.2	Therapiealgorithmen und Entscheidungshilfen	207
7.1.3	Genetische und epigenetische Einflussfaktoren	208
7.1.4	Fazit	209
7.2	WEITERENTWICKLUNGEN DER VERHALTENSTHERAPIE	209
7.2.1	Adaptierte CBIT-Formate: Intensivtherapie, Modularisierung und Zielgruppenanpassung	210
7.2.2	„Third-Wave"-Verhaltenstherapien: ACT, Achtsamkeit und Schematherapie	211
7.2.3	Digitale Verhaltenstherapie-Module und Virtual Reality	213
7.2.4	Fazit	214
7.3	NEUE MEDIKAMENTÖSE THERAPIEANSÄTZE	215
7.3.1	VMAT2-Inhibitoren (z. B. Tetrabenazin, Deutetrabenazin)	215
7.3.2	Cannabinoid-basierte Therapien (z. B. Nabiximols, medizinisches Cannabis)	216
7.3.3	Neuere atypische Neuroleptika (z. B. Aripiprazol LAI, Lurasidon)	218
7.3.4	Immunmodulatorische Therapieoptionen (z. B. bei PANDAS/PANS)	219
7.3.5	Fazit	220
7.4	TIEFE HIRNSTIMULATION (THS) UND NEUROMODULATORISCHE VERFAHREN	220
7.4.1	Tiefe Hirnstimulation (THS): Indikation, Wirksamkeit, ethische Aspekte	221
7.4.2	Transkranielle Magnetstimulation (TMS)	223
7.4.3	Transkranielle Gleichstromstimulation (tDCS)	224
7.4.4	Neuromodulation im Jugendalter: Chancen und Risiken	225

7.4.5	Fazit	226
7.5	PSYCHONEUROIMMUNOLOGISCHE THERAPIEANSÄTZE	227
7.5.1	Rolle des Immunsystems in der Tic-Pathogenese	227
7.5.2	Autoimmunhypothesen und das PANDAS-Modell	228
7.5.3	Immunmodulierende Therapieversuche: Steroide, IVIG, Plasmapherese	229
7.5.4	Zukunftsperspektiven: Immunbiomarker und präventive Strategien	231
7.5.5	Fazit	231
7.6	BIOTECHNOLOGISCHE UND MOLEKULARE VERFAHREN	232
7.6.1	Gen-Editing und CRISPR-basierte Forschung	233
7.6.2	Proteomik, Metabolomik und individualisierte Pharmakotherapie	234
7.6.3	Künstliche Intelligenz in Diagnostik und Therapieplanung	235
7.6.4	Fazit	237
7.7	INTEGRIERTE UND HYBRIDE THERAPIEKONZEPTE	237
7.7.1	Blended-Care: Kombination digitaler und analoger Interventionen	238
7.7.2	Therapiemanagement über Plattformmodelle	239
7.7.3	Intersektorale Versorgung und translationaler Transfer	240
7.7.4	Fazit	241
7.8	ETHISCHE, SOZIALE UND ÖKONOMISCHE IMPLIKATIONEN NEUER THERAPIEN	242
7.8.1	Autonomie, Einwilligungsfähigkeit und therapeutische Verantwortung	243
7.8.2	Soziale Wahrnehmung, Stigmatisierung und Teilhabe	244
7.8.3	Zugänglichkeit, Kosten und Versorgungsungleichheit	244
7.8.4	Zukunftsverantwortung und gesellschaftlicher Diskurs	245
7.8.5	Fazit	246
8	**ZUSAMMENFASSUNG UND AUSBLICK**	**247**

	8.1	Rückblick auf zentrale Erkenntnisse 247
	8.2	Herausforderungen auf dem Weg zur modernen Tourette-Therapie 248
	8.3	Perspektiven für Forschung, Praxis und Versorgung 249
	8.4	Schlussgedanken: Therapie als dynamischer Dialog 250
9	**INDEX** **252**	
10	**LITERATURVERZEICHNIS** **258**	

Hinweise:

- Dieses Buch ist modular aufgebaut, sodass jedes Kapitel auch eigenständig gelesen werden kann, ohne dass zwingend auf andere zurückgegriffen werden muss.
- Bearbeitungsstand: April 2025

Der Verlag

Vorwort

Das Tourette-Syndrom ist eine komplexe neuropsychiatrische Störung, deren klinische Vielfalt, psychosoziale Auswirkungen und therapeutische Herausforderungen in den letzten Jahrzehnten zunehmend ins wissenschaftliche und öffentliche Bewusstsein gerückt sind. Während die Grundlagen der Diagnostik und viele therapeutische Verfahren seit Langem etabliert sind, hat sich das Spektrum der Behandlungsmöglichkeiten in jüngster Zeit deutlich erweitert.

Dieses Buch verfolgt das Ziel, eine **fundierte und systematische Gesamtübersicht über das Tourette-Syndrom** zu bieten – von der historischen Entwicklung über die neurobiologischen Grundlagen bis hin zu komorbiden Störungen und Versorgungskonzepten. Der zentrale Fokus liegt jedoch auf den **neuen Therapieansätzen**, die in den letzten Jahren durch Fortschritte in den Neurowissenschaften, der Digitalmedizin, der Psychotherapie-Forschung und der molekularen Medizin möglich wurden.

Die Darstellung orientiert sich dabei sowohl an den Anforderungen einer evidenzbasierten Praxis als auch an der interdisziplinären Forschungsperspektive. Das Buch richtet sich an Fachleute aus Medizin, Psychologie, Pädagogik und Gesundheitswissenschaften ebenso wie an Studierende und alle, die sich vertieft mit den aktuellen Entwicklungen in der Tourette-Behandlung auseinandersetzen möchten.

Möge diese Arbeit dazu beitragen, die Versorgung von Menschen mit Tourette-Syndrom zu verbessern, aktuelle wissenschaftliche Erkenntnisse zugänglich zu machen und den Blick für die Vielschichtigkeit einer oft missverstandenen Störung zu schärfen.

1 Einleitung

1.1 Hintergrund und Relevanz der Thematik

Die Tourette-Krankheit, auch Tourette-Syndrom (TS) genannt, stellt eine chronische neurologisch-psychiatrische Störung dar, die durch das Auftreten von multiplen motorischen und mindestens einem vokalen Tic über einen Zeitraum von mehr als einem Jahr gekennzeichnet ist. Obwohl das Krankheitsbild bereits im 19. Jahrhundert von dem französischen Neurologen Georges Gilles de la Tourette beschrieben wurde, sind die Ursachen und effektiven Therapiestrategien bis heute nur in Teilen verstanden. In den vergangenen Jahrzehnten hat die Forschung erhebliche Fortschritte im Verständnis der zugrunde liegenden neurobiologischen Mechanismen gemacht. Dennoch bleibt die Behandlung insbesondere schwerer Verläufe eine große Herausforderung, sowohl für die klinische Praxis als auch für betroffene Personen und ihre Familien.

Die Relevanz des Themas ergibt sich dabei nicht nur aus der Prävalenz – aktuellen Schätzungen zufolge sind etwa 0,3 bis 1 % der Kinder und Jugendlichen weltweit betroffen –, sondern auch aus den signifikanten Einschränkungen, die die Erkrankung im Alltag der Betroffenen mit sich bringt. Neben den motorischen und vokalen Tics leiden viele Patienten zusätzlich an komorbiden Störungen wie Aufmerksamkeitsdefizit-/Hyperaktivitätsstörung (ADHS), Zwangsstörungen oder Angststörungen, was die Behandlung zusätzlich erschwert. Die psychosozialen Auswirkungen reichen von schulischen und beruflichen Problemen bis hin zu sozialer Isolation und einem erhöhten Risiko für affektive Störungen.

Die zunehmende gesellschaftliche Sensibilisierung für neurodiverse Erkrankungen und die wachsende Zahl wissenschaftlicher Publikationen zum Tourette-Syndrom belegen den hohen Bedarf an evidenzbasierten, innovativen und individualisierten Behandlungsansätzen. Gleichzeitig wirft die Vielfalt möglicher Therapieoptionen neue Fragen hinsichtlich Effektivität, Verträglichkeit und ethischer Implikationen auf. Dieses Buch widmet sich daher umfassend dem aktuellen Kenntnisstand und den vielversprechenden Entwicklungen im Bereich der Behandlung der Tourette-Krankheit.

1.2 Historischer Überblick über das Tourette-Syndrom

Die erste wissenschaftliche Beschreibung der Erkrankung geht auf das Jahr 1885 zurück, als Georges Gilles de la Tourette eine Fallserie von neun Patienten veröffentlichte, die unter bizarren Bewegungen und Lautäußerungen litten. Insbesondere der berühmte Fall der Marquise de Dampierre, einer französischen Aristokratin, die unter plötzlich auftretenden Schimpftiraden litt, erregte damals großes Aufsehen. Gilles de la Tourette unterschied das neue Krankheitsbild klar von Epilepsie und anderen bekannten psychiatrischen Störungen seiner Zeit.

Im 20. Jahrhundert wurde das Syndrom zunächst nur selten diagnostiziert, was unter anderem an der geringen Bekanntheit des Krankheitsbildes sowie an der Stigmatisierung auffälligen Verhaltens lag. Erst ab den 1970er-Jahren, mit dem wachsenden Interesse an neurologischen und neuropsychiatrischen Erkrankungen, wurde Tourette systematisch erforscht. In den 1980er- und 1990er-Jahren nahm die Forschungstätigkeit deutlich zu – sowohl auf klinischer Ebene als auch im Bereich der Grundlagenwissenschaften. Es wurde zunehmend erkannt, dass die Erkrankung nicht selten, sondern relativ weit verbreitet ist, und dass sie mit neurobiologischen Funktionsstörungen in bestimmten Gehirnarealen assoziiert ist, insbesondere in den Basalganglien und im dopaminergen System.

Heute gilt das Tourette-Syndrom als gut definierte neuropsychiatrische Störung mit einer komplexen genetischen und umweltbedingten Ätiologie. Dennoch sind viele Aspekte weiterhin unklar: Warum verschwinden die Symptome bei manchen Patienten in der Adoleszenz, während sie bei anderen persistieren oder sich gar verschlechtern? Welche neurobiologischen Mechanismen lassen sich gezielt beeinflussen, und mit welchen therapeutischen Mitteln? Antworten auf diese Fragen sind nicht nur aus wissenschaftlicher Sicht bedeutsam, sondern auch für die Entwicklung neuer und besser wirksamer Behandlungskonzepte unerlässlich.

1.3 Epidemiologie: Prävalenz, Altersverteilung, Geschlechtsunterschiede

Die Prävalenz des Tourette-Syndroms variiert je nach Untersuchungsmethode und diagnostischen Kriterien. In populationsbasierten Studien werden Prävalenzraten zwischen 0,3 % und 1 % bei Kindern und Jugendlichen berichtet, was das

Tourette-Syndrom zu einer der häufigsten neuropsychiatrischen Entwicklungsstörungen macht. Die Zahl der Erwachsenen mit Tourette ist niedriger, was teils durch Spontanremissionen im Jugendalter, teils durch Unterdiagnostik im Erwachsenenalter zu erklären ist.

Auffällig ist das deutliche Geschlechterverhältnis: Jungen sind etwa drei- bis viermal häufiger betroffen als Mädchen. Dies wird in der Forschung mit möglichen geschlechtsabhängigen neurobiologischen Unterschieden sowie mit unterschiedlichen Verhaltensmustern im Umgang mit Symptomen in Verbindung gebracht. Zudem zeigen Mädchen häufiger eine internalisierende Symptomatik (z. B. Angststörungen), während Jungen eher externalisierende Symptome (z. B. ADHS) aufweisen.

Der Erkrankungsbeginn liegt in der Regel zwischen dem 5. und 7. Lebensjahr. Die Tics nehmen häufig in der Pubertät zu und erreichen ihren Höhepunkt im Alter zwischen 10 und 12 Jahren. Danach kommt es bei etwa der Hälfte der Betroffenen zu einer deutlichen Besserung oder gar zum vollständigen Rückgang der Symptome. Bei den übrigen persistieren die Symptome bis ins Erwachsenenalter, wobei häufig auch eine Veränderung im Erscheinungsbild der Tics zu beobachten ist.

Diese epidemiologischen Daten verdeutlichen, dass das Tourette-Syndrom eine dynamische Erkrankung mit einem variablen Verlauf ist. Sie unterstreichen zugleich die Notwendigkeit, Therapieformen zu entwickeln, die flexibel auf den jeweiligen Entwicklungsstand, die Schwere der Symptome und die individuelle Lebenssituation zugeschnitten sind.

1.4 Aktuelle Herausforderungen in der Behandlung

Trotz verfügbarer medikamentöser und verhaltenstherapeutischer Interventionen ist die Behandlung des Tourette-Syndroms vielfach unbefriedigend. Viele der derzeit eingesetzten Medikamente – insbesondere Antipsychotika – sind mit erheblichen Nebenwirkungen verbunden, wie Sedierung, Gewichtszunahme, extrapyramidalen Symptomen und metabolischen Störungen. Hinzu kommt, dass die Wirksamkeit dieser Medikamente häufig begrenzt ist und eine vollständige Tic-Kontrolle selten erreicht wird.

Verhaltenstherapeutische Verfahren wie das Habit-Reversal-Training (HRT) oder die Comprehensive Behavioral Intervention for Tics (CBIT) haben sich zwar als wirksam erwiesen, sind jedoch in vielen Ländern nicht flächendeckend verfügbar und erfordern eine hohe Motivation und Mitarbeit der Patienten. Die Anwendung bei sehr jungen Kindern oder bei Menschen mit kognitiven Einschränkungen ist zudem nur eingeschränkt möglich.

Ein weiteres Problem ist die Versorgungslücke in ländlichen Regionen sowie die mangelnde interdisziplinäre Zusammenarbeit zwischen Kinder- und Jugendpsychiatern, Neurologen, Therapeuten und Schulen. Gerade bei komplexen Verläufen mit multiplen Komorbiditäten sind jedoch multidisziplinäre Behandlungsansätze essenziell.

Zudem ist der Zugang zu innovativen Therapieformen wie der tiefen Hirnstimulation oder zu digital unterstützten Interventionen bislang auf wenige spezialisierte Zentren beschränkt. Die Entwicklung neuer Therapieoptionen muss daher nicht nur medizinische Wirksamkeit, sondern auch Fragen der Umsetzbarkeit, Akzeptanz und ethischen Vertretbarkeit berücksichtigen.

2 Definition und Klassifikation

2.1 Internationale Diagnosekriterien (DSM-5, ICD-11)

Die Diagnostik des Tourette-Syndroms basiert heute auf standardisierten Klassifikationssystemen, insbesondere dem **Diagnostischen und Statistischen Manual Psychischer Störungen** (DSM) der American Psychiatric Association sowie der **Internationalen Klassifikation der Krankheiten** (ICD) der Weltgesundheitsorganisation (WHO). Diese beiden Systeme dienen nicht nur der wissenschaftlichen Einordnung und internationalen Vergleichbarkeit, sondern sind auch Grundlage klinischer Entscheidungen und gesundheitspolitischer Maßnahmen.

2.1.1 Diagnostische Kriterien nach DSM-5

Das aktuell gültige DSM-5 (fünfte Auflage, 2013 veröffentlicht) definiert das Tourette-Syndrom unter der Kategorie „Neurodevelopmental Disorders" (neuroentwicklungsbedingte Störungen). Die diagnostischen Kriterien lauten wie folgt:

- **A.** Es müssen **multiple motorische Tics** und **mindestens ein vokaler Tic** irgendwann im Verlauf der Erkrankung aufgetreten sein, **nicht notwendigerweise gleichzeitig**.

- **B.** Die Tics müssen über einen Zeitraum von **mehr als einem Jahr** bestehen. In diesem Zeitraum darf es

keine symptomfreie Phase von mehr als drei aufeinanderfolgenden Monaten** gegeben haben.
- **C.** Der Erkrankungsbeginn liegt vor dem **18. Lebensjahr**.
- **D.** Die Störung darf nicht durch die **physiologischen Wirkungen einer Substanz** (z. B. Kokain) oder eine **andere medizinische Erkrankung** (z. B. Huntington-Krankheit, postvirale Enzephalitis) erklärbar sein.

Das DSM-5 erlaubt außerdem eine **Komorbiditätsdiagnostik**, d. h. das gleichzeitige Vorliegen weiterer Störungen wie ADHS oder Zwangsstörungen kann mitkodiert werden. Darüber hinaus betont das Manual, dass die Tics in ihrer **Intensität und Häufigkeit schwanken** können und dass **emotionale Zustände, Stress oder Aufmerksamkeit** eine wichtige Rolle im Auftreten der Tics spielen können.

2.1.2 Klassifikation nach ICD-11

Die ICD-11 (veröffentlicht 2019, in Kraft seit 2022) führt das Tourette-Syndrom unter dem neuen Code **8A05.0 – Tourette-Syndrom (kombinierte vokale und multiple motorische Tic-Störung)**. Auch hier wird das Syndrom den **neurodevelopmental disorders** zugeordnet, was der Kategorie im DSM-5 entspricht.

Die Kriterien nach ICD-11 umfassen:

- Das Vorhandensein von multiplen motorischen Tics und mindestens einem vokalen Tic, die nicht notwendigerweise gleichzeitig auftreten müssen.

- Der Beginn der Symptome muss im **Kindes- oder Jugendalter** erfolgen.

- Die Symptome müssen **anhaltend** über mindestens **ein Jahr** bestehen.

- Auch in der ICD-11 wird betont, dass **Ausschlusskriterien** (andere neurologische Erkrankungen, Substanzeinfluss) berücksichtigt werden müssen.

- Zusätzlich erlaubt die ICD-11 eine **spezifischere Unterteilung** des Schweregrads (leicht, mittel, schwer) und beschreibt mögliche **assoziierte Merkmale** (wie Komorbiditäten).

2.1.2 Gemeinsamkeiten und Unterschiede

Beide Klassifikationssysteme sind in den wesentlichen diagnostischen Kernpunkten weitgehend deckungsgleich. Sowohl DSM-5 als auch ICD-11 fordern das **gleichzeitige Vorliegen motorischer und vokaler Tics**, einen Erkrankungsbeginn vor dem Erwachsenenalter und eine **chronische Verlaufsdauer** von mindestens einem Jahr. Die Unterschiede liegen eher in der **Terminologie, Schweregradeinstufung** und der **Art der Präsentation**:

Merkmal	DSM-5	ICD-11
Klassifikationssystem	Amerikanisch	International (WHO)
Krankheitsbezeichnung	Tourette's Disorder	Tourette-Syndrom
Altersgrenze	Vor dem 18. Lebensjahr	Beginn im Kindes-/Jugendalter
Dauer	Mindestens 1 Jahr	Mindestens 1 Jahr
Tics	Multiple motorische + vokale	Multiple motorische + vokale
Komorbiditäten	Kategorisierbar	Assoziierte Merkmale beschreibbar
Schweregradeinstufung	Nicht explizit	Leicht / Mittel / Schwer möglich

Ein zentraler Vorteil der ICD-11 ist ihre globale Anwendbarkeit und Integration in die gesundheitspolitische Praxis vieler Länder, während das DSM-5 insbesondere im nordamerikanischen Raum, aber auch in der Forschung dominanter ist. In der Praxis verwenden viele Kliniker beide Systeme komplementär.

2.1.3 Relevanz der Klassifikation für die Therapie

Die genaue und standardisierte Diagnose nach DSM- oder ICD-Kriterien ist essenziell für die Therapieplanung, Verlaufskontrolle und wissenschaftliche Evaluation. Sie ermöglicht nicht nur die **Abgrenzung zu anderen Tic-Störungen** (wie der chronischen motorischen Tic-Störung oder der vorübergehenden Tic-Störung), sondern auch eine systematische **Erhebung des Schweregrads**, was wiederum Rückschlüsse auf den individuellen Therapiebedarf erlaubt.

Zudem erlaubt die Klassifikation eine **differenzierte Beurteilung des Störungsbildes im klinischen Alltag**, etwa bei der Entscheidung, ob eine psychotherapeutische Intervention ausreichend ist oder ob eine medikamentöse Therapie erforderlich wird. Auch bei der Einschätzung von Behinderungsgraden, der Beantragung von Nachteilsausgleichen (z. B. im Schulkontext) oder bei sozialrechtlichen Fragestellungen (z. B. im Rahmen der Teilhabe am Arbeitsleben) bildet die Diagnose nach international anerkannten Kriterien die Grundlage.

2.1.4 Kritische Reflexion

Trotz der Fortschritte in der Klassifikation bleiben einige Herausforderungen bestehen. So ist die **Schwankungsbreite der Symptome** in ihrer Ausprägung und Relevanz für den Alltag oft schwer zu quantifizieren. Auch wird kritisiert, dass **subjektives Leid** und **funktionale Beeinträchtigungen** nicht ausreichend in den Diagnosekriterien berücksichtigt werden. Gerade bei milden Verläufen oder maskierten Symptomen (etwa bei internalisierten vokalen Tics) kann die Diagnose erschwert sein. Ferner fehlt in beiden Systemen bislang eine **biologische Validierung** – die Diagnose bleibt rein phänomenologisch.

Zukunftsweisend wäre daher eine **Ergänzung der diagnostischen Kriterien um objektive Marker**, z. B. durch neurobiologische oder genetische Befunde. Erste Ansätze in diese Richtung gibt es bereits im Rahmen personalisierter Medizin, sie sind jedoch bislang nicht Bestandteil der Routineklassifikation.

2.2 Abgrenzung zu anderen Tic-Störungen

Das Tourette-Syndrom stellt innerhalb des Spektrums der Tic-Störungen eine eigenständige Entität dar, die sich durch ein charakteristisches Erscheinungsbild, ein typisches Verlaufsmuster sowie spezifische diagnostische Kriterien auszeichnet. Dennoch ist die klinische Abgrenzung zu anderen Tic-Störungen entscheidend – sowohl zur Vermeidung von Fehldiagnosen als auch zur Planung differenzierter Therapieansätze. Die internationalen Klassifikationssysteme (DSM-5, ICD-11) definieren neben dem Tourette-Syndrom mehrere verwandte Diagnosen, die im Folgenden systematisch dargestellt und vom Tourette-Syndrom abgegrenzt werden.

2.2.1 Vorübergehende Tic-Störung (Provisional Tic Disorder)

Die **vorübergehende Tic-Störung**, auch als „transiente Tic-Störung" bezeichnet, ist die häufigste Form der Tic-Störungen im Kindesalter. Sie ist durch das kurzfristige Auftreten motorischer und/oder vokaler Tics gekennzeichnet, die typischerweise innerhalb weniger Wochen nach ihrem Beginn spontan remittieren. Die diagnostischen Kriterien nach DSM-5 und ICD-11 umfassen:

- **Einzeln oder multiple motorische und/oder vokale Tics**, jedoch **nicht beide gleichzeitig** (dies wäre Tourette).
- **Dauer** der Symptome: Weniger als **12 Monate** seit dem ersten Auftreten.
- **Erkrankungsbeginn vor dem 18. Lebensjahr.**
- **Kein Vorliegen anderer neurologischer oder medizinischer Ursachen.**

Wichtig ist, dass bei einem chronischen Verlauf über ein Jahr hinweg die Diagnose „vorübergehend" nicht mehr zutrifft. Studien zeigen, dass etwa 20–25 % aller Kinder irgendwann transiente Tics zeigen, jedoch nur ein kleiner Prozentsatz später eine persistierende Tic-Störung oder ein Tourette-Syndrom entwickelt.

Abgrenzung zum Tourette-Syndrom:

Die Dauer (weniger als ein Jahr), das Fehlen kombinierter motorischer und vokaler Tics sowie die oft vollständige Rückbildung sind die zentralen Unterscheidungsmerkmale. Zudem sind transiente Tics häufig weniger komplex und seltener mit Leidensdruck oder Komorbiditäten assoziiert.

2.2.2 Chronisch motorische oder vokale Tic-Störung

Hierbei handelt es sich um eine persistierende Tic-Störung, die entweder **motorische** oder **vokale Tics** beinhaltet, jedoch **nicht beide**. Die Diagnose setzt ebenfalls voraus:

- **Tic-Symptomatik über mindestens 12 Monate** hinweg (wie beim Tourette-Syndrom).
- **Beginn vor dem 18. Lebensjahr.**
- Ausschluss anderer medizinischer Ursachen.
- **Keine gleichzeitige Kombination von motorischen und vokalen Tics**.

Diese Form stellt häufig eine **milder ausgeprägte Variante** des Tourette-Syndroms dar. In der klinischen Praxis findet sich oft eine „monosymptomatische" Tic-Störung (z. B. chronisches Blinzeln oder Räuspern), die über Jahre bestehen kann, ohne die Kriterien des Tourette-Syndroms zu erfüllen.

Abgrenzung zum Tourette-Syndrom:

Der entscheidende Unterschied liegt in der **Monomorphie der Tics** – entweder motorisch oder vokal – sowie in der Abwesenheit der kombinierten Symptomatik. Auch ist die funktionale Beeinträchtigung meist geringer als beim Tourette-Syndrom, wenngleich auch chronische Einzeltics erheblichen Leidensdruck verursachen können, insbesondere wenn sie auffällig oder schmerzhaft sind.

2.2.3 Nicht näher bezeichnete Tic-Störung

Die Diagnose „nicht näher bezeichnete Tic-Störung" (im DSM-5 als „Other Specified Tic Disorder", in der ICD-11 als „Other specified disorders of the nervous system") wird vergeben, wenn:

- **Tic-Symptome vorhanden** sind, die **nicht alle Kriterien** für eine der spezifischen Tic-Störungen erfüllen,
- die Symptome **klinisch relevant** sind, also mit Leidensdruck oder funktionaler Beeinträchtigung einhergehen,
- aber die **Dauer, das Alter beim Auftreten oder die Symptomkombination** nicht den Vorgaben entsprechen.

Diese Kategorie ermöglicht eine **diagnostische Flexibilität**, z. B. bei Erwachsenen mit spätem Symptombeginn, bei atypischen Verläufen oder bei unklarer Symptombeschreibung. Sie wird auch häufig verwendet, wenn **unklare Beobachtungen** oder **uneinheitliche anamnestische Angaben** vorliegen.

Abgrenzung zum Tourette-Syndrom:

Im Gegensatz zur gut definierten Diagnose des Tourette-Syndroms bleibt diese Kategorie **unspezifisch**, sie dient vor allem als **vorläufige oder pragmatische Diagnose**. Sie kann im weiteren Verlauf durch eine differenzierte Diagnostik (z. B. im Rahmen einer Tic-Sprechstunde) präzisiert werden.

2.2.4 Tics im Rahmen anderer neurologischer oder psychiatrischer Erkrankungen

Tics treten nicht nur als eigenständiges Störungsbild auf, sondern können auch sekundär im Rahmen anderer Erkrankungen vorkommen. Dazu zählen:

- **Neurodegenerative Erkrankungen** (z. B. Chorea Huntington, Wilson-Krankheit)
- **Entzündliche oder infektiöse Erkrankungen** des Zentralnervensystems
- **Drogeninduzierte Tics** (z. B. durch Stimulanzien oder Dopaminagonisten)
- **Posttraumatische oder postinfektiöse Zustände**, u. a. bei PANDAS (Pediatric Autoimmune Neuropsychiatric Disorders Associated with Streptococcal Infections)

In diesen Fällen ist der Tic **symptomatisch** und Ausdruck einer **anderen Grunderkrankung**, weshalb eine ausführliche differentialdiagnostische Abklärung (u. a. neurologisches Status, MRT, Labordiagnostik) unerlässlich ist.

Abgrenzung zum Tourette-Syndrom:

Beim Tourette-Syndrom handelt es sich definitionsgemäß um eine **idiopathische (nicht sekundäre) neuropsychiatrische Störung** mit Beginn im Kindesalter. Tritt die Tic-Symptomatik in zeitlichem Zusammenhang mit einer anderen primären Erkrankung oder einem Substanzeinfluss auf, ist der Begriff „Tourette" nicht korrekt anzuwenden.

2.2.5 Stereotypien und andere bewegungsbezogene Phänomene

Nicht alle repetitiven Bewegungen oder Lautäußerungen sind Tics. Besonders bei Kindern mit Entwicklungsstörungen – z. B. aus dem autistischen Spektrum – treten **Stereotypien** auf, die ticsähnlich wirken, jedoch andere Merkmale aufweisen:

Merkmal	Tics	Stereotypien
Beginn	Meist plötzlich	Allmählich
Dauer	Sekundenbruchteile	Sekundär bis Minuten
Lokalisation	Variabel	Häufig symmetrisch
Kontext	Unvorhersehbar	Häufig in bestimmten Situationen
Unterdrückbarkeit	Möglich (mit Drang)	Schwerer unterdrückbar
subjektiver Drang	Ja, oft mit Anspannung	Nein
Zielgerichtet	Nein	Nein, aber rhythmisch

Abgrenzung zum Tourette-Syndrom:

Die Unterscheidung ist besonders wichtig, da sich **Stereotypien** therapeutisch anders verhalten als Tics – insbesondere sprechen sie **nicht auf Tic-spezifische Medikamente** an und sind in der Regel **nicht Ausdruck einer dopaminergen Dysregulation**.

2.2.6 Fazit zur Abgrenzung

Die präzise diagnostische Unterscheidung zwischen dem Tourette-Syndrom und anderen Tic-Störungen oder verwandten Bewegungsphänomenen ist für die Auswahl geeigneter Behandlungsstrategien unerlässlich. Sie erfordert eine **detaillierte Anamnese**, eine **symptomorientierte Beobachtung** und gegebenenfalls die **Hinzuziehung spezialisierter Zentren**. Auch wenn sich viele Merkmale überschneiden, so ermöglichen Kriterien wie **Symptomdauer, Kombination motorischer und vokaler Tics, Krankheitsbeginn, Verlauf und Kontext** eine strukturierte Differenzierung.

Zukünftig könnten **biologische Marker**, bildgebende Verfahren oder genetische Analysen die Diagnostik weiter präzisieren. Derzeit bleibt sie jedoch vorrangig klinisch-empirisch und bedarf einer erfahrenen, interdisziplinären Beurteilung.

2.3 Komorbiditäten: ADHS, Zwangsstörungen, Angststörungen

Das Tourette-Syndrom tritt nur selten isoliert auf. In der klinischen Praxis zeigt sich bei einem Großteil der betroffenen Personen eine komplexe Symptomkonstellation, bei der **komorbide psychische oder neurologische Störungen** eine zentrale Rolle spielen. Studien zufolge liegt bei bis zu **90 %** der Betroffenen mindestens eine komorbide Störung vor, bei einem Drittel sogar mehrere gleichzeitig. Die häufigsten Begleiterkrankungen sind das **Aufmerksamkeitsdefizit-/Hyperaktivitätssyndrom (ADHS)**, **Zwangsstörungen (OCD)** sowie **Angststörungen**. Diese Komorbiditäten sind keineswegs nebensächlich – sie beeinflussen sowohl das Erscheinungsbild der Erkrankung als auch die Wahl und Wirksamkeit der Therapie entscheidend.

2.3.1 Aufmerksamkeitsdefizit-/Hyperaktivitätsstörung (ADHS)

ADHS stellt die häufigste Komorbidität beim Tourette-Syndrom dar. Etwa **50–60 % der Kinder und Jugendlichen mit Tourette** erfüllen die Kriterien einer ADHS. Umgekehrt zeigen ca. **10–15 %** der ADHS-Patienten Tics oder Tourette-Symptome. Die Symptome der ADHS – insbesondere **Unaufmerksamkeit, Impulsivität und motorische Unruhe** – überlagern häufig die Tics und können in vielen Fällen sogar den primären Behandlungsbedarf darstellen.

Diagnostische Herausforderungen:

ADHS-Symptome können Tics maskieren oder imitieren (z. B. ständiges Zappeln oder Geräuschemachen) und umgekehrt. Eine sorgfältige klinische Differenzierung ist daher notwendig. Zudem ist es essenziell zu beachten, dass die **Stimulanzientherapie**, die bei ADHS hochwirksam ist (z. B. Methylphenidat), tendenziell **Tics verstärken** kann – wenn auch nicht in jedem Fall. Neuere Studien zeigen, dass eine kombinierte medikamentöse Behandlung mit **Vorsicht und individuell abgestimmt** möglich ist.

Therapeutische Implikationen:

- Bei starker ADHS-Symptomatik steht meist **die Verbesserung von Aufmerksamkeit und Selbstregulation** im Vordergrund.

- In schweren Fällen kann eine **Kombinationstherapie** mit niedrig dosierten Antipsychotika und Stimulanzien erfolgen.

- Nichtmedikamentöse Maßnahmen wie Verhaltenstherapie oder Elterntraining sind in jedem Fall angezeigt.

ADHS-Komorbidität führt häufig zu einer **erhöhten psychosozialen Belastung**, schulischen Problemen und familiären Konflikten. Ohne gezielte Intervention besteht ein erhöhtes Risiko für **sozialen Rückzug, Misserfolge im Bildungsweg und sekundäre emotionale Störungen**.

2.3.2 Zwangsstörungen (OCD)

Zwangsstörungen sind die zweitwichtigste psychiatrische Komorbidität des Tourette-Syndroms und betreffen etwa **20–40 %** der Betroffenen. Dabei ist das Spektrum der Symptome breit und reicht von **Zwangsgedanken** (z. B. „Ich muss etwas tun, sonst passiert etwas Schlimmes") bis hin zu **Zwangshandlungen** (z. B. Wasch-, Kontroll- oder Ordnungsrituale). Bei Tourette-Patienten nehmen die Zwangssymptome häufig eine **besondere Form** an:

- Sie sind oft **komplex motorisch** und schwer von Tics abgrenzbar.

- Häufig zeigen sich sogenannte **„Just-right"-Phänomene**, d. h. Handlungen müssen sich „genau richtig" anfühlen, um beendet werden zu können.
- Die Übergänge zwischen **komplexen Tics und Zwangshandlungen** sind fließend.

Neurobiologisch gibt es Überschneidungen: Sowohl Tourette als auch Zwangsstörungen sind mit Dysfunktionen in den **kortiko-striato-thalamo-kortikalen Schleifen** assoziiert. Studien weisen auf eine **gemeinsame genetische Vulnerabilität** hin.

Diagnostische Abgrenzung:

Wesentlich für die Unterscheidung ist die **Intention**: Tics treten **plötzlich, automatisch und oft mit einem Dranggefühl** auf, während Zwangshandlungen meist aus **angstbesetzten Gedanken** hervorgehen und einem inneren **Zwang zur Ausführung** folgen. Im Zweifelsfall sind **Verlauf, Selbstbeschreibung und therapeutische Beobachtung** entscheidend.

Therapie:

- Bei dominierender Zwangssymptomatik kommt die **kognitive Verhaltenstherapie mit Exposition und Reaktionsverhinderung (ERP)** zum Einsatz.
- Medikamentös haben sich **selektive Serotonin-Wiederaufnahmehemmer (SSRI)** bewährt (z. B. Fluoxetin, Sertralin).

- In schwereren Fällen kann eine Kombination aus SSRI und Antipsychotikum indiziert sein.

Zwangsstörungen können den Leidensdruck massiv erhöhen und zu **sozialem Rückzug, familiärer Belastung und Funktionsverlust** führen. Ihre **frühe Erkennung und Behandlung** ist daher für den langfristigen Verlauf entscheidend.

2.3.3 Angststörungen

Angststörungen kommen bei Menschen mit Tourette in etwa **30 % der Fälle** vor. Die häufigsten Formen sind:

- **Generalisierte Angststörung**
- **Soziale Phobie**
- **Panikstörung**
- **Trennungsangst (bei Kindern)**

Besonders problematisch ist die **soziale Angst** – viele Betroffene entwickeln infolge wiederholter negativer Erfahrungen (z. B. Hänseleien, Ablehnung, Isolation) **Vermeidungstendenzen** und ziehen sich aus sozialen Situationen zurück. Die Angst bezieht sich dabei häufig nicht nur auf die Symptome selbst, sondern auch auf die **Reaktion der Umwelt** („Was denken die anderen, wenn ich mich so bewege?").

Diagnostische Aspekte:

Angststörungen können sekundär auftreten (reaktiv auf Tics) oder primär vorhanden sein. Sie beeinflussen häufig die Tic-

Symptomatik – **Stress und Angst verstärken** die Tics deutlich, was wiederum zu mehr Angst führt: ein klassischer **Teufelskreis.**

Therapie:

- Kognitive Verhaltenstherapie ist auch hier die Methode der Wahl, insbesondere Techniken zur **Angstbewältigung, Exposition und kognitiven Umstrukturierung.**
- Bei starker Ausprägung kommen **SSRI** in Frage.
- Integrierte Behandlungsansätze, die Tics und Angst gleichzeitig berücksichtigen, sind besonders wirksam.

2.3.4 Weitere komorbide Störungen (Überblick)

Neben ADHS, Zwangs- und Angststörungen sind weitere komorbide Erkrankungen möglich, darunter:

- **Affektive Störungen**: v. a. Depressionen, bei bis zu 25 % der Betroffenen
- **Schlafstörungen**: häufig Einschlafprobleme, unruhiger Schlaf
- **Autismus-Spektrum-Störungen**: in etwa 10 % der Fälle
- **Lernstörungen**: Lese-Rechtschreib-Störung, Rechenschwäche

- **Aggressives Verhalten oder Impulskontrollstörungen**

Diese Komorbiditäten beeinflussen den Verlauf maßgeblich, erhöhen das Risiko für **soziale Stigmatisierung** und **schränken die Lebensqualität erheblich ein**. Eine strukturierte **psychopathologische Gesamterhebung** ist daher unverzichtbarer Bestandteil der Diagnostik.

2.3.5 Fazit

Komorbiditäten sind beim Tourette-Syndrom **nicht die Ausnahme, sondern die Regel**. Sie beeinflussen nicht nur die Symptomatik, sondern auch die Lebensführung, Therapieentscheidung und Prognose erheblich. Eine **frühe, systematische Erkennung** und ein **integrierter therapeutischer Ansatz** sind daher unerlässlich. Klinikerinnen und Kliniker sollten stets eine differenzierte Diagnostik anstreben, die über die bloße Tic-Erfassung hinausgeht und das **gesamte psychische Funktionsniveau** berücksichtigt.

Langfristig ist zu erwarten, dass personalisierte Therapieformen unter Berücksichtigung genetischer, neurobiologischer und verhaltensbezogener Merkmale **maßgeschneiderte Behandlungspläne** ermöglichen – insbesondere für komplexe Fälle mit multiplen Komorbiditäten.

3 Ätiologie und Pathophysiologie

3.1 Genetische Faktoren: Genetische Assoziationsstudien, hereditäre Aspekte

Das Tourette-Syndrom (TS) gehört zur Gruppe der **neuropsychiatrischen Entwicklungsstörungen**, bei denen eine **multifaktorielle Genese** vermutet wird. Genetische Faktoren spielen dabei eine **zentrale Rolle** in der Entstehung und Weitergabe der Erkrankung. Zahlreiche Familien- und Zwillingsstudien haben gezeigt, dass eine **deutliche genetische Prädisposition** besteht. Allerdings folgt die genetische Architektur nicht einem klassischen monogenen Vererbungsmuster, sondern entspricht vielmehr einem **polygenen Modell mit komplexer Interaktion** von Risikogenen und Umweltfaktoren.

3.1.1 Hereditäre Aspekte: Familien- und Zwillingsstudien

Die Grundlage der genetischen Forschung beim Tourette-Syndrom bildeten zunächst **Familienstudien**, in denen gezeigt wurde, dass **erstgradige Verwandte** von TS-Betroffenen ein deutlich erhöhtes Risiko aufweisen, ebenfalls an Tics oder an einem Tourette-Syndrom zu erkranken. Konkret liegen die **Risikoraten für Tic-Störungen bei Verwandten ersten Grades** bei etwa **10–15 %**, im Vergleich zu etwa **1 % in der Allgemeinbevölkerung**. Dabei zeigen sich innerhalb von Familien oft **unterschiedliche Ausprägungen** – vom vollständigen Tourette-Syndrom über chronische motorische oder vokale Tics bis hin zu leichten „Tic-Neigungen" ohne klinische Relevanz.

Zwillingsstudien liefern besonders überzeugende Belege für die genetische Komponente. In monozygoten (eineiigen) Zwillingspaaren liegt die Konkordanzrate für Tourette-Symptome bei **über 50–60 %**, während sie bei dizygoten (zweieiigen) Zwillingen nur etwa **10–15 %** beträgt. Diese Daten deuten auf eine hohe, wenngleich nicht vollständige **Heritabilität** hin. Die verbleibende Diskrepanz zwischen monozygoten Zwillingen weist darauf hin, dass auch **nicht-genetische Faktoren** (z. B. epigenetische Modulationen, Umweltfaktoren) eine wichtige Rolle spielen.

Interessanterweise zeigen sich in betroffenen Familien **geschlechts- und generationsspezifische Unterschiede**. Während **Jungen häufiger** von motorischen und vokalen Tics betroffen sind, zeigen weibliche Verwandte häufiger **Zwangssymptome oder Angststörungen**. Dies unterstützt die Hypothese eines **breiten genetischen Vulnerabilitätsspektrums**, das sich je nach Geschlecht und weiteren Einflussfaktoren unterschiedlich manifestiert.

3.1.2 Genetische Assoziationsstudien

Mit dem Aufkommen molekulargenetischer Methoden wurde versucht, die genetischen Grundlagen des Tourette-Syndroms **präziser zu identifizieren**. Ein zentrales Instrument sind sogenannte **Assoziationsstudien**, insbesondere:

- **Kandidatengen-Studien**, die gezielt Gene untersuchen, die auf Basis biologischer Plausibilität (z. B. dopaminerge Signalwege) relevant erscheinen

- **Genomweite Assoziationsstudien (GWAS)**, bei denen das gesamte Genom systematisch nach Varianten durchsucht wird, die mit der Erkrankung assoziiert sind

Ergebnisse der Kandidatengen-Studien:

Frühe Studien konzentrierten sich auf Gene des **dopaminergen Systems**, da die dopaminerge Dysregulation als zentraler pathophysiologischer Mechanismus bei TS gilt. Dabei wurden u. a. folgende Gene diskutiert:

- DRD2, DRD4 (Dopaminrezeptoren)
- DAT1 (Dopamintransporter)
- MAO-A (Monoaminoxidase A)

Die Ergebnisse waren allerdings **inkonsistent**, was teilweise auf kleine Stichproben, ethnische Unterschiede und methodische Limitierungen zurückzuführen ist.

Erkenntnisse aus GWAS:

Groß angelegte GWAS-Analysen, bei denen tausende Patienten mit Kontrollgruppen verglichen werden, identifizierten mehrere **Single-Nucleotide Polymorphisms (SNPs)**, die mit einem erhöhten Risiko für TS assoziiert sind. Einige dieser SNPs liegen in oder nahe an folgenden Genen:

- **NRXN1 (Neurexin 1)**: ein Gen, das an der neuronalen Synapsenbildung beteiligt ist
- **CNTNAP2**: spielt eine Rolle in der neuronalen Konnektivität und ist auch mit Autismus-Spektrum-Störungen assoziiert
- **SLITRK1**: zunächst als Kandidatengen für TS vorgeschlagen, inzwischen mit widersprüchlichen Befunden
- **FLNC, CELSR3, ASH1L**: weitere Gene, die in neuen GWAS mit TS assoziiert wurden

Obwohl jede einzelne dieser genetischen Varianten nur einen **kleinen Effekt** hat, ergeben sie in Kombination ein **polygenes Risikoprofil**, das mit der Erkrankung korreliert.

3.1.3 Epigenetik und Gen-Umwelt-Interaktion

Zunehmend rückt die **Epigenetik** – also die vererbbare, aber reversible Modifikation der Genexpression – in den Fokus der Forschung. Umweltfaktoren wie **Infektionen, Stress, perinatale Komplikationen oder psychosoziale Belastung** können die **Expression bestimmter Gene beeinflussen**, ohne die DNA-Sequenz selbst zu verändern. Mögliche epigenetische Mechanismen umfassen:

- **DNA-Methylierung**
- **Histonmodifikationen**
- **Nicht-kodierende RNAs**

Diese Mechanismen könnten erklären, warum selbst bei identischem genetischem Hintergrund (z. B. bei eineiigen Zwillingen) **unterschiedliche Ausprägungen der Symptomatik** entstehen – ein Phänomen, das mit rein genetischen Modellen nicht vollständig erklärbar ist.

Die Forschung zur Gen-Umwelt-Interaktion (GxE) hat ebenfalls an Bedeutung gewonnen. Es wird vermutet, dass **bestimmte Umweltfaktoren nur bei genetisch vulnerablen Personen** zur Manifestation der Erkrankung führen. Beispiele sind:

- **Streptokokkeninfektionen in der Kindheit**, im Zusammenhang mit PANDAS
- **Pränataler Stress und Nikotinkonsum der Mutter**
- **Frühgeburtlichkeit und niedriger Geburtsgewicht**

Zukünftige Studien mit longitudinalem Design und integrierter Erhebung genetischer, epigenetischer und umweltbezogener Parameter sind notwendig, um diese komplexen Zusammenhänge besser zu verstehen.

3.1.4 Bedeutung für Diagnostik und Therapie

Trotz intensiver genetischer Forschung gibt es bislang **keinen spezifischen Gentest** für das Tourette-Syndrom, der im klinischen Alltag eingesetzt werden könnte. Die genetischen Befunde sind derzeit vor allem für die **Forschung und das**

Verständnis der Pathophysiologie von Bedeutung. Dennoch ergeben sich daraus **langfristige Perspektiven**, etwa:

- Entwicklung **personalisierter Therapien** auf Basis genetischer Profile
- Identifikation von **biologischen Subtypen** der Erkrankung
- Zielgerichtete Ansätze zur **Modulation krankheitsrelevanter Signalwege**

Auch die Aufklärung von Familien mit betroffenen Kindern profitiert von genetischen Erkenntnissen: Die Frage nach dem **familiären Risiko** für weitere Kinder oder nach dem Wiederauftreten in der nächsten Generation kann heute differenzierter beantwortet werden – auch wenn eine **verlässliche prädiktive Aussage** derzeit noch nicht möglich ist.

3.2 Neurobiologische Mechanismen

3.2.1 Basalganglien und Thalamo-kortikale Schaltkreise

Das Tourette-Syndrom wird heute nicht mehr primär als psychiatrische Störung, sondern als **neuropsychiatrische Bewegungsstörung** verstanden, deren Ursachen in einer **dysfunktionalen neuronalen Netzwerkintegration** liegen. Zentrale Strukturen in diesem pathophysiologischen Modell sind die **Basalganglien** und die sie verbindenden **thalamo-kortikalen Schaltkreise**, die für Bewegungsplanung, -ausführung und -hemmung eine entscheidende Rolle spielen.

Anatomisch-funktioneller Überblick

Die **Basalganglien** sind eine Gruppe subkortikaler Kerne, die tief im Inneren des Großhirns liegen. Zu den wichtigsten Bestandteilen gehören:

- **Striatum** (bestehend aus Nucleus caudatus und Putamen)
- **Globus pallidus** (internus und externus)
- **Subthalamischer Nucleus (STN)**
- **Substantia nigra** (pars compacta und pars reticulata)

Diese Kerne stehen über **multiple Rückkopplungsschleifen** mit dem **Thalamus** und den **präfrontalen sowie motorischen Kortexarealen** in Verbindung. Die sogenannten **kortiko-striato-thalamo-kortikalen Regelkreise (CSTC-Schleifen)** bilden die funktionelle Grundlage für zahlreiche kognitive, emotionale und motorische Prozesse.

In einem gesunden System modulieren diese Schleifen kontinuierlich die motorische Erregung: **Relevante Bewegungsimpulse** werden selektiv gefördert, während **irrelevante oder störende Impulse** aktiv unterdrückt werden. Diese Fähigkeit zur **Inhibition** ist beim Tourette-Syndrom funktionell gestört.

Pathophysiologie bei Tourette: Fehlfunktion der Schaltkreise

Neurowissenschaftliche Untersuchungen – insbesondere bildgebende Verfahren wie funktionelle

Magnetresonanztomographie (fMRT), Positronen-Emissions-Tomographie (PET) und strukturelle MRT-Studien – deuten auf **strukturale und funktionelle Anomalien** innerhalb der CSTC-Schleifen hin.

Die wichtigsten Befunde sind:

- **Hyperaktivität im Striatum**, insbesondere im Putamen
- **Veränderte Konnektivität zwischen Thalamus und präfrontalem Kortex**
- **Ungleichgewicht zwischen exzitatorischen (fördernden) und inhibitorischen (hemmenden) Pfaden**, was zur unkontrollierten Freisetzung motorischer Impulse führen kann
- **Beeinträchtigung im sensorischen Feedback-System**, das für die Selbstüberwachung und -korrektur motorischer Handlungen relevant ist

Diese Veränderungen führen dazu, dass **motorische und vokale Tics als ungewollte, aber durch das zentrale Nervensystem freigegebene Bewegungs- oder Lautäußerungen** erscheinen. Die Patienten erleben dabei typischerweise ein **prämonitorisches Dranggefühl**, das sich nur durch die Ausführung des Tics auflöst – ein Phänomen, das sich neurobiologisch als Ausdruck einer gestörten Interaktion zwischen sensorischen und motorischen Netzwerken interpretieren lässt.

Modell der direkten und indirekten Pfade

Ein zentrales Erklärungsmodell der motorischen Kontrolle durch die Basalganglien ist die Unterscheidung zwischen:

- **Direktem Pfad**: fördert Bewegungen durch Hemmung des Thalamus-stillhaltenden Globus pallidus internus
- **Indirektem Pfad**: hemmt Bewegungen durch Aktivierung inhibitorischer Areale

Beim Tourette-Syndrom wird ein **Ungleichgewicht zugunsten des direkten Pfades** angenommen – d. h. die „Bremse" auf spontane Bewegungen funktioniert nicht zuverlässig, während das System zur Bewegungsförderung überaktiv ist. Daraus resultieren **nicht-intendierte, teils stereotype Bewegungsabläufe**, die sich als Tics manifestieren.

Zusätzliche Schaltkreise: limbische und assoziative Komponenten

Neben dem motorischen Regelkreis sind auch **limbische (emotionale)** und **assoziative (kognitive)** CSTC-Schleifen betroffen. Diese überlappen mit Netzwerken, die für die Regulation von Impulsen, Emotionen und Aufmerksamkeit zuständig sind – was die häufige Komorbidität mit **ADHS, Zwangsstörungen und Angststörungen** neurobiologisch plausibel macht.

Besonders relevant sind:

- Der **orbitofrontale Kortex**, der für die Bewertung von Handlungsfolgen und Impulskontrolle verantwortlich ist

- Der **anterior cinguläre Kortex**, der mit Konfliktverarbeitung, Fehlerkontrolle und Motivation in Verbindung steht

- Der **präfrontale Kortex**, der für Planung, Exekutivfunktionen und Selbstregulation zuständig ist

Störungen in diesen Arealen können erklären, warum viele Patienten **Impulse nur schwer hemmen**, ein **hohes Maß an innerer Unruhe** erleben und häufig **Zwangssymptome** entwickeln.

Relevanz für therapeutische Ansätze

Das Wissen um die dysfunktionalen Schaltkreise hat **konkrete therapeutische Konsequenzen**:

- **Medikamentöse Therapie** (z. B. Antipsychotika) zielt auf die Modulation dopaminerger Aktivität in den Basalganglien

- **Tiefe Hirnstimulation (THS/DBS)** zielt auf die gezielte Beeinflussung dysfunktionaler Kerngebiete, wie z. B. des Globus pallidus oder Nucleus accumbens

- **Verhaltenstherapie** (z. B. CBIT) nutzt die Plastizität dieser Schaltkreise, um durch Training neue inhibitorische Muster zu etablieren

- **Transkranielle Stimulationstechniken** (TMS, tDCS) versuchen, kortikale Regionen wie den prämotorischen Kortex gezielt zu aktivieren oder zu hemmen

Die gezielte Beeinflussung der CSTC-Schleifen eröffnet somit einen **pathophysiologisch begründeten Zugang zu modernen Therapieformen**, der über symptomorientierte Behandlungen hinausgeht.

3.2.2 Dopaminerge Dysregulation

Eine der zentralen Hypothesen zur neurobiologischen Grundlage des Tourette-Syndroms betrifft eine **Fehlregulation im dopaminergen System**. Dopamin, ein biogenes Amin, ist als Neurotransmitter wesentlich an der **Modulation motorischer, emotionaler und kognitiver Prozesse** beteiligt. Seine zentrale Rolle in den Basalganglien, insbesondere in den kortiko-striato-thalamo-kortikalen Regelkreisen (CSTC-Schleifen), macht es zu einem entscheidenden Faktor in der Entstehung und Aufrechterhaltung von Tics.

Dopamin: Grundlagen der Neurotransmission

Dopamin wird im menschlichen Gehirn hauptsächlich in folgenden Kerngebieten synthetisiert:

- **Substantia nigra (pars compacta)**
- **Ventral tegmentales Areal (VTA)**

Von hier aus projizieren dopaminerge Bahnen in verschiedene Regionen des Gehirns:

- **Nigrostriatale Bahn**: moduliert motorische Funktionen

- **Mesolimbische Bahn**: beteiligt an Belohnungsverarbeitung und Emotion
- **Mesokortikale Bahn**: wichtig für Aufmerksamkeit, Motivation, kognitive Kontrolle
- **Tuberoinfundibuläre Bahn**: beeinflusst hormonelle Regulation über die Hypophyse

Im Kontext des Tourette-Syndroms ist vor allem die **nigrostriatale Bahn** von Bedeutung, die die Aktivität im Striatum (Nucleus caudatus, Putamen) reguliert – genau jene Strukturen, die für die Filterung motorischer Impulse zuständig sind.

Hyperdopaminerge Hypothese

Zahlreiche Studien deuten auf eine **Überaktivität des dopaminergen Systems** bei Patienten mit Tourette-Syndrom hin. Diese sogenannte **hyperdopaminerge Hypothese** basiert auf verschiedenen Beobachtungen:

- **Bildgebende Verfahren** (PET, SPECT) zeigen eine erhöhte **Dichte an Dopamin-Transportern (DAT)** und veränderte **Bindungsaffinität von Dopamin-Rezeptoren**, insbesondere vom Typ D2, im Striatum von TS-Patienten.
- Die Gabe von **dopaminergen Agonisten** (z. B. Amphetaminen) kann Tics **verstärken** oder auslösen.
- Umgekehrt führen **dopaminantagonistische Medikamente** (z. B. Haloperidol, Risperidon,

Aripiprazol) häufig zu einer deutlichen Reduktion der Tic-Symptomatik.

- Auch postmortale Studien weisen auf **veränderte Dopaminrezeptor-Expression** in den Basalganglien hin.

Diese Befunde stützen die Annahme, dass beim Tourette-Syndrom eine **gestörte dopaminerge Modulation motorischer Impulse** vorliegt, wodurch inadäquate Bewegungsprogramme nicht ausreichend unterdrückt werden.

Mechanismen der Fehlregulation

Die dopaminerge Dysregulation kann verschiedene Formen annehmen:

- **Erhöhte Dopaminfreisetzung**: Es wird mehr Dopamin in den synaptischen Spalt ausgeschüttet.

- **Verminderte Dopaminwiederaufnahme**: Der Transporter DAT ist weniger aktiv oder in zu geringer Zahl vorhanden, was die Signalwirkung verlängert.

- **Veränderte Rezeptorsensitivität**: Die Dopaminrezeptoren (v. a. D2) sind hypersensibel oder überexprimiert.

- **Ungleichgewicht zwischen D1- und D2-Rezeptor-vermittelten Wegen**: Während D1-Rezeptoren erregend wirken, vermitteln D2-Rezeptoren inhibitorische Effekte. Ein relatives Ungleichgewicht kann die Erregungshemmung stören.

Zudem besteht ein enger Zusammenhang zwischen **Dopamin und anderen Neurotransmittern**, insbesondere **GABA (inhibitorisch)** und **Glutamat (exzitatorisch)**. Eine gestörte Balance zwischen diesen Systemen kann die **Schwelle für spontane motorische Entladungen** senken, was sich klinisch als Tic manifestiert.

Relevanz für komorbide Symptome

Die dopaminerge Dysregulation beschränkt sich nicht nur auf motorische Tics. Auch **kognitive und emotionale Symptome** – wie Impulsivität, Konzentrationsstörungen, Gereiztheit und Zwangsverhalten – lassen sich durch die Wirkung von Dopamin auf präfrontale und limbische Strukturen erklären. Diese Erkenntnis erklärt die hohe **Komorbidität mit ADHS** und Zwangsstörungen und liefert eine neurobiologische Begründung für **überlappende Therapieansätze**.

Insbesondere im präfrontalen Kortex kann eine **Dysregulation des dopaminergen Tonus** zu Problemen bei der **Top-down-Kontrolle motorischer und emotionaler Impulse** führen – eine Funktion, die bei Tourette-Patienten häufig eingeschränkt ist.

Therapeutische Implikationen

Die Erkenntnisse zur dopaminergen Dysregulation bilden die Grundlage der **pharmakologischen Standardtherapie** beim Tourette-Syndrom. Ziel ist in der Regel eine **Dämpfung der dopaminergen Aktivität**, insbesondere im Striatum. Zu den wichtigsten Medikamenten zählen:

- **Typische Antipsychotika**: z. B. Haloperidol, Pimozid (D2-Antagonisten, starke Wirkung, aber hohe Nebenwirkungsrate)
- **Atypische Antipsychotika**: z. B. Risperidon, Aripiprazol (wirken ebenfalls dopaminmodulierend, besser verträglich)
- **VMAT2-Inhibitoren**: z. B. Tetrabenazin, Deutetrabenazin (blockieren den Vesikulären Monoamintransporter 2 und damit die Speicherung von Dopamin in Vesikeln)

Auch neuere Ansätze zielen auf eine **differenziertere Modulation der dopaminergen Signalwege**, etwa durch **partielle Agonisten** oder **allosterische Modulatoren**.

Forschungsperspektiven

Trotz der Fortschritte bleibt die **Komplexität des dopaminergen Systems** eine Herausforderung. Individuelle Unterschiede in der **Genetik, Neuroanatomie und Rezeptorempfindlichkeit** machen eine **standardisierte Therapie schwierig**. Zukünftige Forschung konzentriert sich daher auf:

- **Genetisch informierte Therapiewahl** („pharmakogenetische Individualisierung")
- **Zielgerichtete Modulation dopaminerges Netzwerke** mithilfe bildgebender Verfahren

- **Kombinierte Strategien**, die dopaminerge, glutamaterge und GABAerge Systeme gleichzeitig berücksichtigen

Langfristig könnte eine **präzisere Subtypisierung des Tourette-Syndroms** auf Basis neurobiologischer Marker dazu beitragen, Therapieansätze zu personalisieren und Nebenwirkungen zu minimieren.

3.3 Immunologische Aspekte: PANDAS und andere Autoimmunhypothesen

Die Ätiologie des Tourette-Syndroms wird zunehmend als **multifaktorielles Zusammenspiel genetischer, neurobiologischer und umweltbedingter Faktoren** verstanden. In diesem Zusammenhang gewinnen **immunologische Mechanismen** und insbesondere **Autoimmunprozesse** wachsende Aufmerksamkeit. Zahlreiche klinische und präklinische Studien deuten darauf hin, dass bei einer Subgruppe von Patienten mit Tic-Störungen, einschließlich des Tourette-Syndroms, **entzündliche und immunvermittelte Prozesse im zentralen Nervensystem (ZNS)** eine Rolle spielen könnten.

Ein prominentes Konzept in diesem Zusammenhang ist die sogenannte **PANDAS-Hypothese** – eine Theorie, die eine autoimmun vermittelte Tic- und Zwangssymptomatik nach Streptokokkeninfektion postuliert. Darüber hinaus wurden weitere entzündliche und immunologische Auffälligkeiten bei Tourette-Patienten beschrieben, die auf ein potenzielles **neuroimmunologisches Substrat** der Erkrankung hinweisen.

3.3.1 PANDAS: Pediatric Autoimmune Neuropsychiatric Disorders Associated with Streptococcal Infections

Die PANDAS-Hypothese wurde in den 1990er-Jahren von Susan Swedo und Kollegen am National Institute of Mental Health (NIMH) formuliert. Sie basiert auf klinischen Beobachtungen, dass bei einigen Kindern **plötzlich auftretende oder stark verschlimmerte Zwangssymptome und/oder Tics** kurz nach einer **Infektion mit β-hämolysierenden Streptokokken der Gruppe A** (GAS) auftreten.

Die **diagnostischen Kriterien für PANDAS** umfassen:

1. **Vorliegen einer Zwangsstörung und/oder einer Tic-Störung**,

2. **Kindesalter bei Beginn** (typischerweise zwischen 3 und 12 Jahren),

3. **Akuter, dramatischer Beginn** oder abrupte Verschlechterung der Symptomatik,

4. **Zeitlicher Zusammenhang mit einer GAS-Infektion**,

5. **Neurologische Auffälligkeiten** (z. B. Hyperaktivität, unkoordinierte Bewegungen, Bewegungsstörungen).

Pathophysiologisch wird angenommen, dass es sich um eine Form der **molekularen Mimikry** handelt: Bestimmte Antikörper, die gegen Streptokokken gerichtet sind, kreuzen möglicherweise mit **antigenen Strukturen im Gehirn**, insbesondere in den **Basalganglien**, und führen dort zu einer

Autoimmunreaktion. Diese Hypothese ist vergleichbar mit der Pathogenese des **Sydenham-Chorea**, einer klassischen neurologischen Komplikation des rheumatischen Fiebers, die ebenfalls durch Streptokokken ausgelöst wird.

Kritik und Kontroversen:

Trotz intensiver Forschung ist das PANDAS-Konzept umstritten. Kritiker bemängeln:

- **Unklare diagnostische Abgrenzung**,
- **Fehlende Reproduzierbarkeit** in vielen Studien,
- **Unzuverlässige Nachweisbarkeit** eines Zusammenhangs zwischen Infektion und Symptomen,
- **Heterogenität** der untersuchten Patientengruppen.

Zudem bleibt unklar, ob es sich bei PANDAS um eine **eigenständige Krankheitsentität** oder um einen **phänotypischen Subtyp** der Tic-Störungen handelt. Viele Wissenschaftler sprechen heute daher eher von einem breiteren Konzept: **PANS**.

3.3.2 PANS: Pediatric Acute-onset Neuropsychiatric Syndrome

PANS (Pediatric Acute-onset Neuropsychiatric Syndrome) wurde als Erweiterung des PANDAS-Konzepts eingeführt. Es umfasst plötzlich einsetzende **neuropsychiatrische Symptome**, insbesondere Zwangsverhalten und/oder Essstörungen, unabhängig von einer Streptokokkeninfektion.

Die **Kriterien für PANS** sind:

1. **Plötzlicher Symptombeginn** einer Zwangsstörung oder Anorexie,

2. **Begleitende neuropsychiatrische Symptome**, darunter:
   - emotionale Labilität oder Depression,
   - Reizbarkeit, Aggression, oppositionelles Verhalten,
   - Regression, z. B. im sprachlichen oder sozialen Verhalten,
   - motorische Anomalien (z. B. Tics, Chorea),
   - sensorische Überempfindlichkeit oder Schlafstörungen,

3. **Fehlen einer anderen bekannten neurologischen oder medizinischen Ursache.**

PANS gilt als **ätiologisch heterogen**. Neben Streptokokken können auch andere Erreger (z. B. Mycoplasma pneumoniae, Influenza) oder nicht-infektiöse Trigger (z. B. Stress, Immunreaktionen) eine Rolle spielen. Die PANS-Diagnose ist ein **Ausschlussdiagnose**, die eine umfassende differentialdiagnostische Abklärung erfordert.

3.3.3 Immunologische und entzündliche Befunde bei Tourette

Auch außerhalb des PANDAS/PANS-Konzepts gibt es Hinweise auf eine **Immunaktivierung bei Patienten mit Tourette-Syndrom**:

- **Zytokinprofile** zeigen bei einigen Patienten erhöhte Spiegel proinflammatorischer Marker wie **Interleukin-6 (IL-6)**, **Tumornekrosefaktor-α (TNF-α)** oder **Interferon-γ**.
- In postmortalen Studien wurden **Mikroglia-Aktivierungen in den Basalganglien** nachgewiesen – ein Hinweis auf **neuroinflammatorische Prozesse**.
- **Autoantikörper gegen neuronale Strukturen**, insbesondere gegen Bestandteile der Basalganglien, wurden in einzelnen Studien identifiziert, wobei die Spezifität bislang nicht zweifelsfrei belegt ist.
- In Tiermodellen führten immunologische Manipulationen (z. B. Injektion bestimmter Antikörper) zu **tic-ähnlichem Verhalten**, was die Hypothese einer immunvermittelten Modulation motorischer Netzwerke stützt.

Ob diese Befunde kausal mit dem Tourette-Syndrom verknüpft sind oder lediglich epiphänomenologisch (als Begleiterscheinungen anderer Prozesse) zu interpretieren sind, ist Gegenstand laufender Forschung.

3.3.4 Therapeutische Konsequenzen

Die Annahme einer immunvermittelten Subgruppe innerhalb des Tourette-Spektrums hat zur Erprobung **entzündungshemmender und immunmodulierender Therapien** geführt. Zu den bisher diskutierten Optionen gehören:

- **Antibiotische Therapie** bei akuter oder chronisch-rezidivierender Streptokokkeninfektion (z. B. Penicillin, Azithromycin)
- **Nichtsteroidale Antirheumatika (NSAR)** wie Ibuprofen zur Dämpfung entzündlicher Prozesse
- **Immunmodulation mit intravenösen Immunglobulinen (IVIG)** oder **Plasmapherese** – v. a. bei schwerem Verlauf oder PANS-Verdacht
- **Kortikosteroide**, z. B. Prednison, zur akuten Immununterdrückung

Die **Evidenzlage** für diese Therapien ist bislang begrenzt. Die meisten Studien sind **klein, unkontrolliert oder methodisch eingeschränkt**. Randomisierte kontrollierte Studien fehlen weitgehend. Dennoch berichten einzelne Fallserien über **deutliche klinische Verbesserungen**, insbesondere bei abruptem Erkrankungsbeginn mit eindeutiger infektiöser Vorgeschichte.

Die **Indikation solcher Therapien** sollte daher streng individualisiert, interdisziplinär geprüft und nur in spezialisierten Zentren gestellt werden. Eine **Serologiediagnostik (z. B. ASL-Titer, Anti-DNase B)** sowie eine umfassende

klinisch-neurologische Untersuchung sind vor Therapiebeginn zwingend erforderlich.

3.3.5 Fazit

Die immunologischen Aspekte des Tourette-Syndroms stellen ein **aufregendes und vielversprechendes Forschungsfeld** dar, das den Blick auf die Erkrankung als rein neuropsychiatrisches Phänomen erweitert. Auch wenn die **klinische Relevanz immunvermittelter Prozesse bislang nur für einen kleinen Teil der Patienten gesichert erscheint**, könnten diese Erkenntnisse künftig zur **Identifikation biologisch definierter Subtypen** und damit zu gezielteren Therapieansätzen führen.

Die Konzepte PANDAS und PANS haben dazu beigetragen, ein neues Licht auf die **Rolle des Immunsystems im ZNS** zu werfen – nicht nur beim Tourette-Syndrom, sondern auch bei anderen neuropsychiatrischen Erkrankungen wie Zwangsstörungen, Autismus oder Schizophrenie. Die genaue Abgrenzung und Etablierung immunologischer Subgruppen bleibt jedoch eine **Herausforderung für zukünftige Forschung und klinische Praxis**.

3.4 Umweltfaktoren: Prä-, peri- und postnatale Einflüsse

Das Tourette-Syndrom gilt heute als komplexe **neuropsychiatrische Entwicklungsstörung**, deren Entstehung auf dem **Zusammenspiel genetischer Dispositionen und externer**

Umweltfaktoren beruht. Neben den bereits dargestellten genetischen, neurobiologischen und immunologischen Ursachen gibt es zunehmend Hinweise darauf, dass **frühe Umweltbedingungen** – insbesondere im **prä-, peri- und postnatalen Zeitraum** – das Risiko für die Manifestation und Ausprägung von Tic-Störungen signifikant beeinflussen können.

Diese Einflüsse sind besonders relevant im Hinblick auf die **plastische Entwicklung des Gehirns** in der Schwangerschaft und frühen Kindheit, einer Phase, in der neuronale Netzwerke äußerst empfindlich auf äußere Störungen reagieren. Die Identifikation solcher Risikofaktoren eröffnet nicht nur neue Perspektiven für die Ätiologieforschung, sondern könnte langfristig zur **Entwicklung präventiver Ansätze** beitragen.

3.4.1 Pränatale Risikofaktoren

Bereits während der Schwangerschaft können bestimmte exogene Einflüsse die neuronale Entwicklung des Fötus beeinträchtigen und somit das Risiko für spätere neurologisch-psychiatrische Störungen – einschließlich des Tourette-Syndroms – erhöhen. Zu den am häufigsten untersuchten pränatalen Faktoren gehören:

- **Nikotinexposition durch mütterliches Rauchen**
  Zahlreiche Studien belegen einen Zusammenhang zwischen mütterlichem Zigarettenkonsum in der Schwangerschaft und einem erhöhten Risiko für Tic-Störungen und ADHS beim Kind. Die

toxischen Bestandteile des Tabakrauchs, insbesondere Nikotin und Kohlenmonoxid, können die Sauerstoffversorgung und neuronale Differenzierung negativ beeinflussen.

- **Alkoholkonsum in der Schwangerschaft**
Ähnlich wie beim Fetalen Alkoholsyndrom (FASD) wurde auch für milde, subklinische Alkoholexposition eine mögliche Assoziation mit der Entwicklung von Tics oder Tourette diskutiert, wenngleich die Evidenzlage hier uneinheitlich ist.

- **Psychosozialer Stress der Mutter**
Chronischer oder akuter Stress während der Schwangerschaft – z. B. durch finanzielle Notlagen, Partnerschaftskonflikte oder traumatische Erlebnisse – steht im Verdacht, über neuroendokrine Mechanismen (v. a. Kortisolfreisetzung) die fetale Gehirnentwicklung zu beeinflussen. Besonders relevant scheint dies für die Entwicklung von Impuls- und Emotionskontrollsystemen.

- **Infektionen und Fieber in der Schwangerschaft**
Pränatale Infektionen, etwa durch Influenza oder bakterielle Erkrankungen, könnten über immunvermittelte Mechanismen ebenfalls die neuronale Entwicklung stören. Erste Studien deuten auf einen Zusammenhang zwischen intrauteriner Exposition gegenüber Entzündungsmediatoren und dem späteren Risiko für Tics hin.

- **Medikamentöse Einflüsse und Umweltgifte**
  Die Einnahme bestimmter Medikamente (z. B. Antikonvulsiva) sowie die Exposition gegenüber toxischen Substanzen (z. B. Schwermetalle, Pestizide) wird vereinzelt mit neurologischen Entwicklungsrisiken in Verbindung gebracht, wobei die Datenlage im Kontext von Tic-Störungen noch begrenzt ist.

3.4.2 Perinatale Risikofaktoren

Der **Geburtsverlauf selbst** stellt einen weiteren potenziell kritischen Zeitraum dar, in dem das Risiko für spätere neuronale Störungen beeinflusst werden kann. Zu den perinatalen Risikofaktoren zählen:

- **Frühgeburtlichkeit (< 37. Schwangerschaftswoche)**
  Frühgeborene Kinder haben ein signifikant erhöhtes Risiko für neuropsychiatrische Auffälligkeiten, darunter Tic-Störungen, ADHS und Lernschwierigkeiten. Ursächlich sind unreife Hirnstrukturen, die besonders anfällig für Schädigungen sind.

- **Niedriges Geburtsgewicht (< 2500 g)**
  Zahlreiche Studien zeigen eine Assoziation zwischen geringem Geburtsgewicht und späterem Auftreten von Tics. Mögliche Ursachen sind intrauterine Wachstumsrestriktionen und gestörte Plazentafunktion.

- **Geburtstrauma und Sauerstoffmangel (Asphyxie)**
  Komplikationen während der Geburt – etwa durch eine verlängerte Austreibungsphase, Nabelschnurumschlingungen oder Kaiserschnittnotfälle – können zu Hypoxie und damit zu Schädigungen sensibler Hirnareale führen, insbesondere in den Basalganglien.

- **Infektionen im perinatalen Zeitraum**
  Frühinfektionen oder Sepsis in den ersten Lebenstagen können über systemische Entzündungsreaktionen die neuronale Homöostase stören.

3.4.3 Postnatale Umweltfaktoren

Auch nach der Geburt wirken vielfältige Umweltfaktoren auf die weitere Reifung des zentralen Nervensystems ein. Dabei sind insbesondere folgende Aspekte von Interesse:

- **Psychosoziale Belastungen in der frühen Kindheit**
  Eine instabile familiäre Umgebung, elterliche psychische Erkrankungen oder chronische Belastungen (z. B. Armut, Gewalt, Vernachlässigung) können über Stresssysteme und Bindungserfahrungen neuropsychologische Entwicklungsprozesse beeinträchtigen. Studien zeigen, dass frühe Traumatisierung mit einem erhöhten Risiko für impulsive und stereotype Verhaltensweisen einhergeht.

- **Frühe Infektionen und das Immunsystem**
  Wiederholte bakterielle oder virale Infekte – insbesondere mit Streptokokken – wurden im Zusammenhang mit dem PANDAS- bzw. PANS-Konzept bereits thematisiert. Auch darüber hinaus könnten **frühe Entzündungsprozesse im Gehirn langfristige Veränderungen in neuronalen Netzwerken** bewirken.

- **Ernährung und Mikrobiom**
  Ein wachsendes Forschungsfeld untersucht die Rolle der Darm-Hirn-Achse (gut-brain axis) bei neuropsychiatrischen Erkrankungen. Das **kindliche Mikrobiom**, das durch Geburt, Stillen, Ernährung und Antibiotikagebrauch geprägt wird, könnte über neuroimmunologische Mechanismen Einfluss auf die Tic-Entwicklung nehmen. Erste Studien deuten auf **mikrobiotische Unterschiede bei Tourette-Patienten** hin, auch wenn kausale Zusammenhänge noch unklar sind.

- **Medienkonsum und Reizüberflutung**
  Diskutiert wird, ob übermäßiger Medienkonsum im frühen Kindesalter die neuronale Regulation von Aufmerksamkeit und Impulskontrolle beeinträchtigt. Ein direkter Zusammenhang mit Tic-Störungen ist nicht belegt, jedoch könnten diese Faktoren exazerbierend wirken.

3.4.4 Bedeutung für Forschung und Prävention

Die Erfassung und Analyse von Umweltfaktoren liefert wichtige Hinweise für die **Frühidentifikation von Risikokindern** sowie für potenzielle **präventive Maßnahmen**. Besonders relevant erscheint eine **Frühintervention in psychosozial belasteten Familien**, verbunden mit:

- Aufklärung über **gesunde Schwangerschaftsführung**,
- Reduktion vermeidbarer Risikofaktoren (z. B. Rauchen, Alkohol),
- Förderung von **Frühbindung, Stressregulation und Entwicklungsdiagnostik** im Säuglings- und Kleinkindalter.

In der Forschung gewinnen **longitudinale Geburtskohortenstudien** zunehmend an Bedeutung, da sie erlauben, **Verlauf und Risikofaktoren über längere Zeiträume hinweg** zu analysieren. Solche Studien könnten helfen, **ätiologisch relevante Subtypen des Tourette-Syndroms** zu identifizieren und künftige Therapieansätze gezielter zu gestalten.

3.4.5 Fazit

Frühe Umweltfaktoren – von intrauterinen Belastungen bis hin zu psychosozialen Einflüssen in der Kindheit – spielen eine bedeutsame Rolle in der Ätiologie und Symptomausprägung des Tourette-Syndroms. Sie wirken nicht isoliert, sondern in **komplexer Wechselwirkung mit genetischen und**

neurobiologischen Prädispositionen. Das Verständnis dieser Einflüsse ermöglicht es, Risikokonstellationen frühzeitig zu erkennen, die Versorgung zu individualisieren und langfristig auch präventiv wirksam zu werden.

4 Symptomatik und klinisches Erscheinungsbild

4.1 Motorische und vokale Tics: Klassifikation, Verlauf, Komplexität

Die motorischen und vokalen Tics sind die **Leitsymptome des Tourette-Syndroms** und definieren das klinische Erscheinungsbild der Störung. Obwohl der Begriff „Tic" häufig verwendet wird, ist seine Bedeutung in der medizinischen Terminologie präzise: Es handelt sich um **plötzliche, rasche, wiederholte, nicht rhythmische Bewegungen oder Lautäußerungen**, die **willkürlich erscheinen**, aber **nicht vollständig unter willentlicher Kontrolle** stehen.

Tics unterscheiden sich sowohl phänomenologisch als auch hinsichtlich ihrer neurobiologischen Grundlagen von anderen Bewegungsstörungen (z. B. choreatischen oder dystonen Bewegungen) und von willentlich gesteuerten Handlungen. Eine genaue **Klassifikation, Verlaufserhebung und Einschätzung der Komplexität** ist entscheidend für Diagnostik, Verlaufskontrolle und Therapieentscheidung.

4.1.1 Grunddefinition und phänomenologische Merkmale

Tics zeichnen sich durch eine Reihe charakteristischer Merkmale aus:

- **Plötzlicher Beginn und kurzer Ablauf** (Dauer meist < 1 Sekunde)
- **Repetitive Ausführung**, oft in Serien oder Clustern

- **Nicht rhythmisch**, im Gegensatz zu Tremor oder stereotypen Bewegungen
- **Teilweise unterdrückbar**, aber meist mit zunehmendem inneren Spannungsgefühl
- **Vorhersehbar für den Patienten** durch sogenannte **prämonitorische Urges**
- **Nicht zweckgerichtet**, d. h. die Bewegung oder Lautäußerung dient keinem funktionalen Ziel

Patientinnen und Patienten berichten häufig über ein **unangenehmes sensorisches Gefühl**, einen **inneren Drang** oder eine **körperliche Spannung**, die erst durch das Ausführen des Tics gelöst wird. Dieses Gefühl wird als **prämonitorisches Phänomen** bezeichnet und ist insbesondere bei älteren Kindern, Jugendlichen und Erwachsenen vorhanden, während es bei jungen Kindern oft fehlt oder nicht verbalisiert werden kann.

4.1.2 Klassifikation: motorisch vs. vokal, einfach vs. komplex

Die Tics werden nach zwei Hauptdimensionen klassifiziert: **Art** (motorisch vs. vokal) und **Komplexität** (einfach vs. komplex).

Motorische Tics

Diese betreffen die Muskulatur und äußern sich als unwillkürliche Bewegungen. Sie lassen sich weiter unterteilen in:

- *Einfache motorische Tics*

- Blinzeln
- Kopfrucken
- Schulterzucken
- Grimassieren
- Stirnrunzeln

- *Komplexe motorische Tics*
  - Springen
  - Berühren von Gegenständen oder Personen
  - Gestikulieren (teils sozial unangemessen)
  - „Echolalieartige" Bewegungswiederholungen
  - Selbstverletzendes Verhalten (z. B. Schlagen des eigenen Körpers)

Vokale Tics

Diese betreffen Lautäußerungen, die durch die Kehlkopf-, Zungen-, Mund- oder Atemmuskulatur erzeugt werden. Auch hier erfolgt die Unterteilung:

- *Einfache vokale Tics*
  - Räuspern
  - Grunzen
  - Husten
  - Schnüffeln

- o Pfeifen

- *Komplexe vokale Tics*

    - o **Koprolalie** (Ausrufen obszöner oder beleidigender Wörter – selten, aber sozial stigmatisierend)
    - o **Echolalie** (Wiederholen von gehörten Worten oder Sätzen)
    - o **Palilalie** (Wiederholen eigener Worte oder Silben)
    - o Singen oder rhythmisches Sprechen

Komplexe Tics wirken oft **bewusst oder absichtlich**, sind jedoch ebenfalls durch eine **tic-typische Drangsymptomatik** gekennzeichnet und **nicht zielgerichtet im eigentlichen Sinn.**

4.1.3 Verlaufsmuster und Entwicklung über die Lebensspanne

Das Tourette-Syndrom weist typischerweise einen **phasenhaften Verlauf** auf, der durch **Schwankungen in Frequenz, Intensität und Art der Tics** gekennzeichnet ist. Der klassische Verlauf lässt sich in folgende Phasen unterteilen:

1. **Beginn (meist zwischen dem 5. und 7. Lebensjahr):**
   Erste einfache motorische Tics, häufig im Gesicht (z. B. Blinzeln, Stirnrunzeln), seltener vokale Tics.

2. **Progression (zwischen 8. und 12. Lebensjahr):**
   Zunahme der Tic-Komplexität, Entwicklung vokaler Tics, häufiger Wechsel in Lokalisation und Art. Komorbiditäten wie ADHS treten oft in dieser Phase in Erscheinung.

3. **Höhepunkt der Tic-Symptomatik (zwischen 10 und 14 Jahren):**
   In dieser Phase sind die Tics meist am ausgeprägtesten, was zu psychosozialen Belastungen führen kann.

4. **Adoleszenz und Erwachsenenalter:**
   Bei etwa **50–60 %** der Betroffenen kommt es zu einer deutlichen Besserung oder sogar Spontanremission. Bei den übrigen persistieren die Tics, verändern aber häufig ihren Charakter (weniger auffällig, leichter kontrollierbar).

Verlaufscharakteristika:

- **Tageszeitliche Schwankungen:** Tics nehmen häufig am Abend zu.

- **Beeinflussung durch Aufmerksamkeit und Stress:** In Ruhephasen oder bei gezielter Konzentration auf den eigenen Körper nehmen Tics oft zu; bei fokussierter Aktivität (z. B. beim Sport, Musizieren) können sie deutlich abnehmen.

- **Umwelt- und Kontextabhängigkeit:** Neue Umgebungen, soziale Interaktionen oder Drucksituationen wirken häufig verstärkend.

4.1.4 Komplexität und individuelle Ausprägung

Die Ausprägung der Tics variiert stark zwischen Betroffenen. Während einige Patienten nur unter **milden, kaum wahrnehmbaren Tics** leiden, zeigen andere **komplexe, auffällige und sozial beeinträchtigende Verhaltensmuster**. Dabei ist **nicht nur die Schwere, sondern auch die subjektive Belastung** entscheidend für den Behandlungsbedarf.

Einige Faktoren, die die Komplexität beeinflussen:

- **Häufigkeit und Intensität der Tics**
- **Anzahl der betroffenen Körperregionen**
- **Vorhandensein multipler komplexer Tics**
- **Koprolalie oder andere stigmatisierende Tics**
- **Vorhandensein von Komorbiditäten (z. B. Zwang, ADHS)**
- **Beeinträchtigung in Schule, Beruf, Sozialleben**

Besondere Formen wie **Tic-Attacken** – plötzliche Serien von Tics über Minuten bis Stunden – können zusätzlich auftreten und sind oft Ausdruck psychischer Überforderung oder körperlicher Erschöpfung. Auch das **Selbstverletzungsverhalten (self-injurious behavior)** im Rahmen von Tics kann bei schweren Verläufen auftreten.

4.1.5 Fazit

Die motorischen und vokalen Tics des Tourette-Syndroms sind **vielgestaltige, dynamische Symptome**, deren Erfassung eine differenzierte Betrachtung von Typ, Verlauf, Komplexität und subjektivem Erleben erfordert. Die Einordnung in einfache und komplexe, motorische und vokale Tics ist dabei ein hilfreiches Schema, darf jedoch nicht darüber hinwegtäuschen, dass die individuelle Symptomatik häufig sehr **vielschichtig und wandelbar** ist.

Für die klinische Praxis und die Therapiewahl ist es entscheidend, **nicht nur die objektive Ausprägung, sondern auch die subjektive Belastung und funktionelle Einschränkung** zu erfassen. Eine ganzheitliche Betrachtung der Tic-Symptomatik im Kontext von Alter, psychosozialem Umfeld und Komorbiditäten bildet die Grundlage für eine individuell abgestimmte Behandlung.

4.2 Phänomenologie und Alltagseinschränkungen

Das klinische Bild des Tourette-Syndroms ist durch eine **außerordentlich variable Symptompräsentation** gekennzeichnet. Die Vielfalt der motorischen und vokalen Tics, deren wechselhafte Ausprägung sowie das häufige gleichzeitige Vorliegen weiterer psychischer Auffälligkeiten führen zu einer **komplexen individuellen Phänomenologie**, die weit über die bloße Beschreibung von Tic-Mustern hinausgeht. Für das Verständnis der Erkrankung ist es daher essenziell, die Tics **nicht isoliert**, sondern im Kontext des Erlebens und

Verhaltens der Betroffenen sowie ihrer **alltäglichen Lebensführung** zu betrachten.

4.2.1 Phänomenologie der Tic-Symptomatik

Der Begriff „Phänomenologie" bezeichnet in der Medizin die systematische Erfassung und Beschreibung von Symptomen, wie sie sich **subjektiv und objektiv äußern**. Im Fall des Tourette-Syndroms umfasst dies die **Art, Qualität, Intensität, Kontextabhängigkeit und subjektive Wahrnehmung** der Tics.

Subjektives Erleben der Tics:

- Viele Betroffene berichten über **ein unangenehmes „Dranggefühl"**, das einem Tic vorausgeht – häufig beschrieben als Spannung, Kribbeln oder innerer Druck in bestimmten Körperregionen. Dieses als **prämonitorischer Drang** bekannte Phänomen nimmt mit dem Alter zu und ist ein zentrales Unterscheidungsmerkmal zu anderen Bewegungsstörungen.

- Die **Ausführung des Tics** führt oft zu einer **kurzfristigen Erleichterung** oder Reduktion dieses Spannungsgefühls – ähnlich dem Zwangserleben bei Zwangsstörungen.

- Einige Tics werden **bewusst wahrgenommen**, andere laufen **automatisiert oder unbemerkt** ab.

Objektive Beobachtungsmerkmale:

- **Situative Variabilität**: Tics können sich in bestimmten Kontexten verstärken oder abschwächen (z. B. im Klassenzimmer vs. beim Computerspielen).
- **Trigger-Faktoren**: Stress, Langeweile, Müdigkeit oder emotionale Belastung steigern häufig die Tic-Aktivität, während fokussierte Aufgaben (z. B. Sport, Musizieren) diese mindern.
- **Fluktuation und Wandlungsfähigkeit**: Sowohl die Art der Tics (z. B. von Augenzwinkern zu Schulterzucken) als auch deren Intensität kann sich im Wochen- oder Tagesverlauf ändern.

Diese Merkmale machen deutlich, dass die Tic-Symptomatik keine starre Störung, sondern ein **dynamisches neuropsychologisches Geschehen** darstellt.

4.2.2 Wahrnehmung durch die Umwelt

Die **Reaktion der sozialen Umwelt** auf die Tic-Symptome ist ein entscheidender Faktor für die psychosoziale Entwicklung der Betroffenen. Tics werden von Außenstehenden häufig **missverstanden** oder **als störend empfunden**, was zu Ablehnung, Ausgrenzung oder Stigmatisierung führen kann. Typische Fehlreaktionen im sozialen Umfeld sind:

- **Fehlinterpretation der Tics** als absichtliches Verhalten oder Provokation

- **Sanktionierung durch Lehrer, Mitschüler oder Kollegen**, besonders bei vokalen oder auffälligen motorischen Tics

- **Vermeidung von sozialer Interaktion**, z. B. bei Koprolalie oder anderen stigmatisierenden Symptomen

Diese negativen Reaktionen können eine **sekundäre emotionale Belastung** erzeugen und die Betroffenen in einen **Teufelskreis aus sozialem Rückzug, Angst und Verstärkung der Symptomatik** führen.

4.2.3 Einschränkungen in verschiedenen Lebensbereichen

Die Tics und ihre Begleitphänomene wirken sich auf vielfältige Weise auf das tägliche Leben aus. Die **Art und das Ausmaß der Beeinträchtigungen** hängen dabei stark vom individuellen Symptombild, dem Alter, der sozialen Unterstützung und der Bewältigungsstrategie ab.

Schule und Ausbildung:

- Tics können die **Konzentrationsfähigkeit** beeinträchtigen, insbesondere bei gleichzeitiger ADHS-Komorbidität.

- Wiederholte motorische Tics führen zu **Ablenkung**, sowohl bei den Betroffenen selbst als auch bei Mitschülern.

- Häufige Korrekturen durch Lehrkräfte oder schulische Disziplinierungsmaßnahmen führen zu **Demotivation und Leistungsabfall**.
- In schwereren Fällen: **Vermeidung von Schule**, Angst vor Präsentationen, Mobbing oder Schulwechsel.

Beruf und Arbeitswelt:

- Vokale Tics oder auffällige motorische Tics können die **soziale Akzeptanz am Arbeitsplatz** erschweren.
- In Berufen mit hoher kommunikativer oder körperlicher Anforderung sind **Diskriminierung oder berufliche Nachteile** möglich.
- Viele erwachsene Patienten mit Tourette **verschweigen ihre Diagnose** aus Angst vor Nachteilen – mit Konsequenzen für psychisches Wohlbefinden und Selbstwertgefühl.
- Eine nicht unerhebliche Zahl der Betroffenen ist **arbeitslos oder unterbeschäftigt**, nicht aufgrund fehlender Qualifikation, sondern wegen der sozialen und psychischen Auswirkungen der Erkrankung.

Freizeit und soziale Kontakte:

- Tics können in der Öffentlichkeit zu **peinlichen Situationen oder Missverständnissen** führen.

- Viele Patienten entwickeln Strategien zur **Vermeidung öffentlicher Orte**, z. B. Kinos, öffentliche Verkehrsmittel oder Restaurants.

- Die **Angst vor Beobachtung oder Ausgelachtwerden** schränkt soziale Teilhabe erheblich ein.

- Auch im familiären Kontext kann es zu Spannungen kommen – etwa wenn Angehörige versuchen, die Tics zu „korrigieren" oder nicht akzeptieren.

Körperliche Beschwerden:

- Wiederholte Tics – insbesondere komplexe motorische – können zu **Muskelschmerzen, Gelenkproblemen oder Erschöpfung** führen.

- Selbstverletzende Tics (z. B. Kopfschlagen) erfordern mitunter medizinische Intervention.

- Die ständige Anspannung und das Unterdrücken von Tics verursachen **körperlichen und psychischen Stress**, der langfristig die Lebensqualität mindert.

4.2.4 Psychosoziale Auswirkungen und subjektiver Leidensdruck

Nicht die objektive Schwere der Tics, sondern **deren subjektive Bedeutung und soziale Konsequenzen** bestimmen den Leidensdruck der Betroffenen. Zahlreiche Studien zeigen, dass:

- Der **psychosoziale Leidensdruck** häufig größer ist als die körperliche Beeinträchtigung.
- **Komorbiditäten** (v. a. ADHS, Zwangs- und Angststörungen) eine stärkere Einschränkung der Lebensqualität verursachen als die Tics selbst.
- Der Umgang mit Tics – Akzeptanz vs. Vermeidung – einen **entscheidenden Einfluss auf die psychosoziale Entwicklung** hat.

Insbesondere in der Adoleszenz, einer Phase erhöhter **sozialer Sensibilität**, ist die Gefahr hoch, dass **Tics zu einem zentralen Selbstbildaspekt** werden, mit der Folge von **sozialer Angst, Depression und Isolation**.

4.2.5 Fazit

Die Tics des Tourette-Syndroms sind nicht nur motorisch-vokale Symptome, sondern wirken sich auf nahezu alle Lebensbereiche der Betroffenen aus – in Abhängigkeit von **individueller Ausprägung, psychosozialem Umfeld und Komorbiditäten**. Ein tiefes Verständnis der Phänomenologie und ihrer alltagspraktischen Auswirkungen ist entscheidend, um die Erkrankung in ihrer **Ganzheitlichkeit** zu erfassen.

Für eine zielführende Behandlung ist es unerlässlich, **subjektives Erleben, Umweltfaktoren und soziale Kontexte** systematisch zu erfassen und in die Therapieplanung einzubeziehen. Nur so lässt sich der oft unterschätzte psychosoziale Leidensdruck wirksam adressieren – sei es durch psychoedukative Maßnahmen, soziale Unterstützung oder therapeutische Interventionen zur Stressbewältigung.

4.3 Chronizität und Verlaufsmuster

Das Tourette-Syndrom zeichnet sich durch einen typischerweise **chronischen und fluktuierenden Verlauf** aus. Tics beginnen meist in der frühen Kindheit, erreichen ihren Höhepunkt während der mittleren Kindheit oder frühen Jugend und verändern sich in Intensität, Frequenz und Qualität im Laufe des Lebens. Der Verlauf ist in hohem Maße **variabel** und interindividuell unterschiedlich, wobei sich verschiedene **Muster der Symptomprogression oder -rückbildung** abzeichnen.

Ein fundiertes Verständnis der zeitlichen Entwicklung des Tourette-Syndroms ist sowohl für die **klinische Prognoseeinschätzung** als auch für die **therapeutische Entscheidungsfindung** von zentraler Bedeutung. Dabei spielen sowohl **biologische Reifungsprozesse des Gehirns** als auch **psychosoziale Anpassungsleistungen** eine Rolle.

4.3.1 Erkrankungsbeginn und frühe Phase

In der überwiegenden Mehrzahl der Fälle tritt das Tourette-Syndrom in der **frühen Kindheit** auf, meist zwischen dem **fünften und siebten Lebensjahr**. Der **erste Tic** ist in etwa 80 % der Fälle ein **einfacher motorischer Tic**, häufig im Gesicht (z. B. Augenzwinkern, Nasenrümpfen, Stirnrunzeln).

Vokale Tics folgen meist **ein bis zwei Jahre später**. In seltenen Fällen beginnt die Symptomatik mit einem vokalen Tic – diese Konstellation ist jedoch ungewöhnlich und kann diagnostisch irreführend sein.

In dieser Phase werden Tics häufig **nicht als pathologisch erkannt** oder mit Verhaltensauffälligkeiten verwechselt. Besonders bei **gleichzeitiger ADHS-Symptomatik** wird die Tic-Komponente oft übersehen. Viele Eltern beobachten eine **Phasenhaftigkeit**: die Tics verschwinden zeitweise vollständig oder ändern sich in ihrer Erscheinungsform – ein typisches Merkmal der Erkrankung, das zu Verunsicherung führen kann.

4.3.2 Plateau-Phase: Höhepunkt der Symptomatik

Zwischen dem **8. und 14. Lebensjahr** kommt es häufig zur **Zunahme der Tic-Frequenz und -Komplexität**. In dieser sogenannten **Plateau-Phase**:

- treten sowohl **einfache als auch komplexe motorische und vokale Tics** auf,
- wechseln die Symptome häufig in ihrer Lokalisation und Form,
- kommt es zu einer **Verfestigung prämonitorischer Phänomene**,
- zeigen sich oft **erste Beeinträchtigungen im Alltag**, etwa in Schule, Freizeit oder sozialen Interaktionen.

Diese Phase ist durch die zunehmende **Selbstwahrnehmung und Selbstbeobachtung** der Betroffenen gekennzeichnet. Viele Kinder beginnen, Tics **bewusst zu unterdrücken**, was mit einem **hohen inneren Anspannungsgefühl** einhergeht und nach Phasen der Kontrolle oft in „**Tic-Entladungen**" mündet – besonders in geschütztem oder privatem Rahmen.

In der Plateau-Phase tritt auch vermehrt eine **psychische Belastung durch die Reaktion des sozialen Umfelds** auf. Hänseleien, Mobbing oder Unverständnis führen häufig zu einem zusätzlichen Leidensdruck, unabhängig von der objektiven Tic-Schwere.

4.3.3 Verlauf in der Adoleszenz

Mit dem Übergang in die Pubertät und Adoleszenz kommt es bei vielen Betroffenen zu einer **stabileren Symptomausprägung**, wobei sich drei Hauptverläufe unterscheiden lassen:

1. **Besserung oder Remission (ca. 40–60 %)**
   Bei einem erheblichen Teil der Betroffenen nimmt die Tic-Symptomatik in der Adoleszenz deutlich ab oder verschwindet sogar vollständig. Besonders einfache motorische Tics (z. B. Blinzeln, Räuspern) verschwinden häufig. Die Ursache wird in der **Reifung inhibitorischer kortikaler Systeme**, insbesondere im präfrontalen Kortex, vermutet.

2. **Persistenz in milder Form (ca. 30–40 %)**
   Bei vielen Patienten bleiben Tics bestehen, sind aber **weniger störend oder besser kontrollierbar**. Die

Betroffenen lernen häufig, mit der Erkrankung umzugehen, entwickeln **Bewältigungsstrategien** und erleben die Symptome als **weniger einschränkend**.

3. **Persistenz in schwerer Form** (ca. 10–15 %) Ein kleiner Anteil der Betroffenen zeigt eine **anhaltend schwere Symptomatik**, teils mit ausgeprägten komplexen Tics, Koprolalie, Selbstverletzungsverhalten und komorbiden Störungen. Diese Patienten benötigen häufig eine **intensivere therapeutische Begleitung bis ins Erwachsenenalter**.

4.3.4 Verlauf im Erwachsenenalter

Im Erwachsenenalter bleibt das Tourette-Syndrom in etwa **ein Drittel der Fälle bestehen**, wobei meist eine **Abschwächung der Symptomatik** zu beobachten ist. Tics werden seltener als störend empfunden, oft besser kontrolliert und in vielen Fällen **nicht mehr therapeutisch behandelt**.

Allerdings ist das Erwachsenenalter häufig von den **Langzeitfolgen der kindlichen Symptomatik** geprägt:

- **Chronifizierte Komorbiditäten** wie Depressionen, Angststörungen oder Zwangssymptome

- **Berufliche Einschränkungen** und psychosoziale Anpassungsschwierigkeiten

- **Probleme in Partnerschaften** oder im sozialen Umfeld

In seltenen Fällen kann es zu einem **Wiederaufflammen der Tic-Symptomatik im mittleren oder höheren Erwachsenenalter** kommen, z. B. ausgelöst durch Stress, Traumata oder neurologische Veränderungen. Diese Konstellationen sind jedoch atypisch und sollten differentialdiagnostisch (z. B. hinsichtlich tardiver Dyskinesien oder sekundärer Bewegungsstörungen) abgeklärt werden.

4.3.5 Prognostische Faktoren

Die Prognose des Tourette-Syndroms ist insgesamt **günstig**, insbesondere bei:

- Frühbeginn mit einfacher Tic-Symptomatik,
- guter kognitiver Ausstattung,
- stabiler familiärer und sozialer Unterstützung,
- Fehlen schwerer Komorbiditäten,
- positiver Selbstakzeptanz und Coping-Strategien.

Negativ prognostisch wirken hingegen:

- Früher Beginn schwerer komplexer Tics,
- Komorbiditäten mit ADHS, Zwangsstörung oder aggressivem Verhalten,
- geringe soziale Unterstützung,

- Stigmatisierung und chronische Belastungserfahrungen.

4.3.6 Fazit

Das Tourette-Syndrom ist eine **dynamische Störung mit hoher individueller Varianz im Verlauf**. Während bei einem Großteil der Betroffenen eine deutliche Besserung der Symptome im Jugend- oder jungen Erwachsenenalter eintritt, verbleibt bei einem kleineren Teil eine anhaltend schwere Beeinträchtigung. Die **Erkennung typischer Verlaufsmuster** und **frühzeitige Intervention bei ungünstigen Faktoren** sind entscheidend, um eine bestmögliche Lebensqualität zu sichern.

Für die klinische Praxis bedeutet dies: Diagnostik und Therapie sollten **nicht statisch**, sondern **prozesshaft und entwicklungsorientiert** angelegt sein. Auch im Falle einer Remission bleibt oft ein **therapeutischer Bedarf an psychosozialer Begleitung und Coping-Unterstützung** bestehen.

4.4 Einfluss von Stress, Aufmerksamkeit und Umgebung

Die Ausprägung der Tic-Symptomatik beim Tourette-Syndrom ist **nicht konstant**, sondern unterliegt deutlichen **tageszeitlichen, situativen und emotionalen Schwankungen**. Diese Variabilität ist eines der auffälligsten Merkmale der Erkrankung und unterscheidet sie deutlich von anderen neurologischen Störungen. Zu den wichtigsten modulierenden Faktoren zählen:

- **Psychischer Stress,**
- **Aufmerksamkeit und Selbstfokussierung,**
- sowie die **soziale und physische Umgebung.**

Das Verständnis dieser Einflüsse ist nicht nur für die **phänomenologische Beschreibung,** sondern auch für die **Planung therapeutischer Interventionen** von hoher Relevanz.

4.4.1 Stress als Verstärkungsfaktor

Stress gilt als einer der **zentralen exogenen Einflussfaktoren** auf die Tic-Intensität. Sowohl klinische Beobachtungen als auch empirische Studien zeigen:

- Tic-Frequenz und -Intensität **steigen häufig unter Stressbedingungen**, etwa bei sozialer Bewertung, Leistungsdruck, Zeitknappheit oder emotionalem Konflikt.

- Auch **körperlicher Stress** (z. B. Schlafmangel, Krankheit, Schmerzen) kann eine Tic-Exazerbation auslösen.

- Viele Patienten berichten, dass ihre Tics **in Prüfungssituationen, vor Publikum oder in Konfliktsituationen** besonders stark auftreten.

Erklärungsmodelle:
Die Verstärkung der Tics unter Stress wird u. a. auf eine

Zunahme des allgemeinen neuronalen Erregungsniveaus zurückgeführt, insbesondere in limbischen und präfrontalen Netzwerken, die mit Emotionsregulation und Impulskontrolle assoziiert sind. Die reduzierte Kapazität zur Selbstregulation unter Belastung erschwert die Kontrolle der Tics und begünstigt ihre unwillkürliche Auslösung.

Therapeutische Konsequenzen:
Ein zentrales Ziel in der Therapie sollte daher die **Verbesserung der Stressbewältigungskompetenzen** sein – etwa durch:

- Entspannungstechniken (z. B. PMR, Atemübungen),
- Achtsamkeitstraining,
- Verhaltenstherapie mit Fokus auf Stressmanagement,
- Lebensstilmodifikation (z. B. Schlafhygiene, Bewegungsförderung).

4.4.2 Aufmerksamkeit und Tic-Fokussierung

Ein weiterer bedeutsamer Einflussfaktor ist die **Richtung der Aufmerksamkeit**. Tics sind häufig **aufmerksamkeitsabhängig**, d. h. sie treten verstärkt auf, wenn:

- die Person sich **selbst beobachtet**,
- **über Tics spricht** oder daran denkt,
- **von anderen beobachtet** wird, insbesondere in sozial angespannten Kontexten.

Umgekehrt können Tics deutlich reduziert sein, wenn die Aufmerksamkeit **auf externe Aufgaben oder Tätigkeiten gelenkt** ist – etwa beim Lesen, beim Musizieren, beim Spielen oder beim Ausüben von Sport.

Neurowissenschaftlicher Hintergrund:

Neurofunktionelle Studien zeigen, dass **fokussierte Aufmerksamkeit** auf exogene Reize die Aktivität im **präfrontalen Kortex und parietalen Assoziationsarealen** steigert, was die **top-down-Inhibition motorischer Impulse** erleichtert. Wird die Aufmerksamkeit hingegen auf die eigene Körperwahrnehmung oder innere Prozesse gerichtet, steigt die Aktivität in Regionen, die mit **Tic-Generierung und Drangerleben** assoziiert sind (z. B. Insula, supplementär-motorisches Areal).

Praktische Implikationen:

- In Verhaltenstherapien wird gezielt mit **Ablenkungsstrategien und Aufmerksamkeitslenkung** gearbeitet.

- **Mediengestützte Verfahren**, wie Biofeedback oder VR-Technologien, könnten helfen, die Aufmerksamkeit von der Tic-Symptomatik wegzulenken.

- Eltern, Lehrkräfte und Therapeuten sollten **Überfokussierung auf die Tics vermeiden** – übermäßiges Ansprechen oder Thematisieren kann Symptome verstärken.

4.4.3 Einfluss der Umgebung: Soziale und physische Kontexte

Die **soziale Umgebung** hat einen erheblichen Einfluss auf die Tic-Symptomatik – sowohl positiv als auch negativ:

Verstärkende soziale Faktoren:

- **Beobachtung durch andere** (z. B. in Gruppen, auf der Bühne, im Unterricht) erhöht den sozialen Druck und damit oft die Tic-Frequenz.
- **Kritische oder ablehnende Reaktionen** führen zu Angst, Verunsicherung oder Vermeidungsverhalten, was die Symptomatik verstärken kann.
- **Konditionierte Verstärkung**: In Einzelfällen zeigen Kinder Tics gezielt in Situationen, in denen sie als „Ausweg" dienen (z. B. zur Vermeidung von Aufgaben).

Abschwächende soziale Faktoren:

- **Vertrauensvolle Beziehungen** (z. B. mit empathischen Lehrern oder Bezugspersonen) fördern ein Umfeld, in dem Tics weniger stark auftreten.
- **Akzeptanz und Entstigmatisierung** im Umfeld senken den psychischen Druck.
- **Peer-Unterstützung** in Gruppen oder Netzwerken (z. B. Tourette-Selbsthilfegruppen) kann das Stresserleben reduzieren.

Physische Umgebungsfaktoren:

- **Lärm, grelles Licht oder sensorische Überstimulation** können Tics verstärken, insbesondere bei gleichzeitiger sensorischer Hypersensibilität (die bei vielen Betroffenen vorliegt).
- **Ruhige, reizreduzierte Umgebungen** (z. B. Natur, geschützte Räume) wirken oft symptomdämpfend.
- Die räumliche Gestaltung von Lern- und Arbeitsumfeldern sollte **flexibel und reizkontrolliert** erfolgen, z. B. mit Rückzugsmöglichkeiten.

4.4.4 Interaktion der Einflussfaktoren

Die beschriebenen Faktoren wirken **nicht isoliert**, sondern stehen in einem **wechselseitigen Zusammenspiel**. Ein typisches Beispiel:

Ein Schüler mit Tourette erlebt während einer mündlichen Prüfung verstärkten Stress. Seine Aufmerksamkeit richtet sich zunehmend auf den eigenen Körper, da er befürchtet, auffällige Tics zu zeigen. Die soziale Situation ist zusätzlich belastend, da er beobachtet wird und sich bewertet fühlt. In der Folge treten Tics verstärkt auf – was wiederum den Stress erhöht.

Solche **Rückkopplungsschleifen** verdeutlichen die Komplexität der Symptomdynamik beim Tourette-Syndrom. Für Therapie und Pädagogik bedeutet dies, dass **ein ganzheitliches, kontextsensibles Vorgehen** erforderlich ist, das alle Ebenen der Einflussnahme berücksichtigt.

4.4.5 Fazit

Tics beim Tourette-Syndrom sind **hochgradig kontextsensitiv**. Psychischer Stress, Fokussierung der Aufmerksamkeit auf die eigene Symptomatik sowie soziale und physische Umweltbedingungen wirken als **dynamische Modulatoren** der Symptomintensität. Die **Erfassung dieser Einflussfaktoren** ist ein wesentlicher Bestandteil der Diagnostik und sollte systematisch in Anamnese, Beobachtung und Therapieplanung einbezogen werden.

Die daraus abgeleiteten **praktischen Interventionen** – z. B. Stressbewältigung, Aufmerksamkeitslenkung, Anpassung der Umgebung – bieten konkrete Ansätze, um **die Lebensqualität der Betroffenen spürbar zu verbessern**, selbst wenn die Tics als solche nicht vollständig kontrollierbar sind.

5 Pharmakologische Standardtherapien

5.1 Antipsychotika (z. B. Risperidon, Aripiprazol, Haloperidol)

Antipsychotika stellen die älteste und am besten untersuchte Wirkstoffklasse zur Behandlung der Tic-Symptomatik beim Tourette-Syndrom dar. Ihre Anwendung beruht auf der **dopaminmodulierenden Wirkung**, da das Tourette-Syndrom in wesentlichen Teilen durch eine **dopaminerge Dysregulation in den Basalganglien** verursacht wird (vgl. Kapitel 3.2.2). Obwohl sie ursprünglich zur Behandlung psychotischer Erkrankungen entwickelt wurden, zeigen sie in niedrig dosierter Form auch **bei motorischen und vokalen Tics eine signifikante Wirksamkeit**.

Im klinischen Alltag sind Antipsychotika – trotz ihrer potenziellen Nebenwirkungen – nach wie vor ein **zentraler Baustein der medikamentösen Tic-Therapie**, insbesondere bei mittelschwerer bis schwerer Ausprägung der Symptomatik und bei unzureichendem Ansprechen auf nichtmedikamentöse Verfahren.

5.1.1 Wirkprinzip und Zielstruktur im Gehirn

Die therapeutische Wirksamkeit von Antipsychotika beruht primär auf der **Blockade postsynaptischer Dopamin-D2-Rezeptoren** im **Striatum** (Teil der Basalganglien). Dadurch wird die **dopaminerge Überaktivität**, die für die Entstehung unkontrollierter motorischer Impulse verantwortlich gemacht wird, funktionell abgeschwächt.

Je nach Substanz können zusätzlich weitere Neurotransmittersysteme beeinflusst werden:

- **Serotonerge Systeme** (z. B. 5-HT2A-Antagonismus): modulieren emotionale und kognitive Funktionen
- **Histaminerge und muskarinerge Rezeptoren**: beeinflussen u. a. Schlaf, Gewicht, Vigilanz
- **Noradrenerge α2-Rezeptoren**: sind an der Impulsregulation beteiligt

Diese **multimodale Rezeptorwirkung** erklärt sowohl die therapeutische Bandbreite als auch das Nebenwirkungsprofil der verschiedenen Antipsychotika.

5.1.2 Klassifikation: typische vs. atypische Antipsychotika

Antipsychotika werden grob in zwei Klassen unterteilt:

1. **Typische Antipsychotika (1. Generation)**
   – stark dopaminzentriert, hohe D2-Affinität, deutliches extrapyramidales Nebenwirkungspotenzial
   – klassische Vertreter: **Haloperidol**, **Pimozid**
2. **Atypische Antipsychotika (2. Generation)**
   – zusätzliche serotonerge Wirkung, geringere Affinität zu D2-Rezeptoren, oft besser verträglich

– häufig verwendete Substanzen: **Risperidon, Aripiprazol, Olanzapin, Quetiapin**

Die atypischen Substanzen haben die klassischen Neuroleptika in der Behandlung des Tourette-Syndroms weitgehend **abgelöst oder ergänzt**, insbesondere aufgrund ihres **besseren Nebenwirkungsprofils**, insbesondere bei Langzeittherapien.

5.1.3 Einzelne Wirkstoffe im Überblick

Haloperidol (Haldol®)

- Der erste für die Tic-Behandlung eingesetzte Antipsychotikum.
- Hochpotenter D2-Antagonist.
- Sehr wirksam gegen motorische und vokale Tics – verringert Tic-Frequenz und -Intensität deutlich.
- **Nebenwirkungen:** ausgeprägte extrapyramidale Symptome (z. B. Parkinsonoid, Akathisie), Sedierung, depressive Verstimmung, Gewichtszunahme.
- Aufgrund der hohen Nebenwirkungsrate heute **meist nicht mehr Mittel der ersten Wahl**, sondern Reservemedikament bei schwerer, therapierefraktärer Symptomatik.

Risperidon (Risperdal®)

- Atypisches Antipsychotikum mit starker Affinität zu D2- und 5-HT2A-Rezeptoren.

- Gute Studienlage zur Wirksamkeit bei Tourette – reduziert sowohl motorische als auch vokale Tics.

- **Nebenwirkungen:** Gewichtszunahme, Sedierung, Hyperprolaktinämie (mit möglichen Konsequenzen wie Gynäkomastie, Menstruationsstörungen), seltener extrapyramidale Symptome.

- Häufig eingesetztes Medikament bei Kindern und Jugendlichen mit schwerer Tic-Symptomatik, oft kombiniert mit ADHS-Symptomatik.

Aripiprazol (Abilify®)

- Atypisches Antipsychotikum mit besonderem Wirkmechanismus: **partieller Agonist am D2-Rezeptor**, moduliert Dopaminaktivität je nach Basistonus.

- Weniger sedierend, geringere Gewichtszunahme, gute kognitive Verträglichkeit.

- Gute Evidenz aus kontrollierten Studien; oft als **Erstlinientherapie** empfohlen.

- **Nebenwirkungen:** Unruhe (Akathisie), Kopfschmerzen, Schlafstörungen, gelegentlich gastrointestinale Beschwerden.

Weitere Substanzen (kurz erwähnt):

- **Pimozid:** ähnlich wie Haloperidol, aber mit geringerer Sedierung – heute kaum noch verwendet.

- **Olanzapin, Quetiapin:** gelegentlich Off-Label bei komorbiden affektiven Störungen; jedoch hohe Gewichtszunahme und metabolische Risiken.

5.1.4 Studienlage und Evidenz

Zahlreiche randomisierte kontrollierte Studien und Metaanalysen belegen die **Wirksamkeit von Antipsychotika bei Tourette-Syndrom**, insbesondere:

- Reduktion der Tic-Frequenz um **30–70 %** (je nach Substanz und Dosierung)
- Verbesserung der **Lebensqualität und Funktionsfähigkeit**
- Günstiger Einfluss auf komorbide Symptome, v. a. Zwang und Impulsivität

Die **größte Evidenzbasis** besteht für Risperidon und Aripiprazol. Haloperidol wurde zwar historisch am häufigsten untersucht, seine hohe Nebenwirkungsrate schränkt jedoch die Anwendung ein.

Empfehlungen internationaler Leitlinien:

- Antipsychotika werden empfohlen bei **mittelschweren bis schweren Tics**, insbesondere wenn eine **signifikante funktionelle Beeinträchtigung** besteht.
- Die Auswahl der Substanz erfolgt individuell nach **Wirksamkeit, Komorbiditäten und Nebenwirkungsprofil**.

- Eine **regelmäßige Nutzen-Risiko-Abwägung** sowie **Dosisanpassung** ist erforderlich.

5.1.5 Nebenwirkungen und Monitoring

Die Behandlung mit Antipsychotika ist immer mit dem Risiko **unerwünschter Wirkungen** verbunden. Zu den häufigsten zählen:

- **Extrapyramidale Symptome (EPS):** Tremor, Rigor, Akathisie, Spätdyskinesien
- **Sedierung und kognitive Verlangsamung**
- **Gewichtszunahme und metabolisches Syndrom**
- **Hormonelle Veränderungen (z. B. Hyperprolaktinämie)**
- **QT-Zeit-Verlängerung im EKG (v. a. bei Pimozid, Haloperidol)**

Ein **regelmäßiges Monitoring** ist daher obligat:

- Gewicht, Blutdruck, Blutzucker, Lipidprofil
- EKG (v. a. bei typischen Antipsychotika)
- Bewegungsbeobachtung (z. B. mittels AIMS – Abnormal Involuntary Movement Scale)
- Laboruntersuchungen bei längerfristiger Anwendung

5.1.6 Praxisempfehlungen zur Anwendung

- „**Start low, go slow**": Beginn mit niedriger Dosis, schrittweise Steigerung.
- **Langsame Titration**, um Nebenwirkungen zu minimieren.
- **Zielorientierte Anwendung**: nicht alle Tics müssen behandelt werden – entscheidend ist die **subjektive Belastung und funktionelle Einschränkung**.
- **Kombination mit Verhaltenstherapie** möglich und oft sinnvoll.
- **Absetzversuche** bei langfristiger Stabilität regelmäßig prüfen.

5.1.7 Fazit

Antipsychotika sind nach wie vor die **wirksamste pharmakologische Option zur Reduktion motorischer und vokaler Tics** beim Tourette-Syndrom. Während typische Antipsychotika wie Haloperidol aufgrund ihres Nebenwirkungsprofils an Bedeutung verloren haben, gelten atypische Wirkstoffe – insbesondere Aripiprazol und Risperidon – heute als **Behandlungsstandard**.

Trotz nachgewiesener Wirksamkeit erfordert ihre Anwendung eine **sorgfältige Indikationsstellung, ein differenziertes Risikomanagement und eine individuelle Auswahl** unter Berücksichtigung von Komorbiditäten, Therapiezielen und Lebensqualität.

5.2 Alpha-2-Agonisten (z. B. Clonidin, Guanfacin)

Alpha-2-adrenerge Agonisten stellen eine **wichtige Alternative zu Antipsychotika** in der pharmakologischen Behandlung von Tic-Störungen dar, insbesondere bei Kindern und Jugendlichen. Ursprünglich als Antihypertensiva entwickelt, wirken sie über eine zentrale **Reduktion des noradrenergen Tonus** im präfrontalen Cortex und in subkortikalen Strukturen. Dies führt zu einer **dämpfenden Wirkung auf Impulsivität, Hyperaktivität und motorische Erregung**, was insbesondere bei Tourette-Syndrom mit komorbidem **Aufmerksamkeitsdefizit-/Hyperaktivitätssyndrom (ADHS)** therapeutisch genutzt wird.

In Leitlinien gelten Alpha-2-Agonisten – insbesondere **Guanfacin und Clonidin** – als **First-Line-Medikamente bei milder bis moderater Tic-Symptomatik**, vor allem bei gleichzeitiger ADHS. Ihr **günstiges Nebenwirkungsprofil** im Vergleich zu Antipsychotika macht sie besonders attraktiv für die **Langzeittherapie im Kindesalter**.

5.2.1 Wirkmechanismus und neurobiologische Zielstruktur

Alpha-2-Agonisten wirken durch **Stimulation präsynaptischer Alpha-2-Adrenozeptoren** im zentralen Nervensystem. Dies führt zu einer:

- **Hemmung der Noradrenalinfreisetzung** in bestimmten Hirnregionen, insbesondere im Locus coeruleus,

- **Reduktion zentraler Erregung und Stressantwort,**
- **Verbesserung der Filterfunktion des präfrontalen Kortex** (d. h. kognitive Kontrolle, Inhibition, Aufmerksamkeit).

Diese Wirkmechanismen zielen direkt auf **zentral betroffene Funktionsbereiche bei Tourette und ADHS** ab. Anders als Antipsychotika modulieren Alpha-2-Agonisten **nicht direkt das dopaminerge System**, sondern greifen über das **noradrenerge System** in die neuronale Balance ein.

5.2.2 Clonidin (Catapresan®, Kapvay®)

Clonidin ist ein **nicht-selektiver Alpha-2-Agonist**, der schon seit den 1980er-Jahren zur Behandlung von Tic-Störungen eingesetzt wird.

- **Wirksamkeit:** Clonidin zeigt moderate Effekte auf die Reduktion motorischer und vokaler Tics, insbesondere bei Kindern mit komorbider Hyperaktivität.
- **Anwendung:** oral (Tabletten) oder transdermal (Pflaster); langsame Aufdosierung erforderlich.
- **Nebenwirkungen:** Müdigkeit, Schläfrigkeit, trockener Mund, orthostatische Hypotonie, gelegentlich Reizbarkeit bei abruptem Absetzen („Rebound-Hypertonie").
- **Vorteile:** geringe metabolische Nebenwirkungen, gute Langzeitverträglichkeit.

- **Besonderheit:** teilweise auch zur Nachtgabe bei Einschlafstörungen geeignet.

In Deutschland ist Clonidin zur Behandlung von Hypertonie zugelassen; bei Tic-Störungen erfolgt die Anwendung **off-label**, aber leitliniengestützt.

5.2.3 Guanfacin (Intuniv®)

Guanfacin ist ein **selektiver Alpha-2A-Agonist** und damit spezifischer in seiner Wirkung als Clonidin. Es wirkt insbesondere auf **präfrontale Netzwerke**, die bei exekutiven Funktionen, Impulskontrolle und motorischer Regulation eine Rolle spielen.

- **Wirksamkeit:** gute Evidenz für die Reduktion von Tics und ADHS-Symptomen bei Kindern und Jugendlichen; Wirkungseintritt nach 1–2 Wochen.

- **Zulassung:** In den USA (FDA) zur Behandlung von ADHS zugelassen, in der EU bisher nur eingeschränkt verfügbar; in Deutschland Anwendung off-label.

- **Vorteile:** längere Halbwertszeit, geringere sedierende Wirkung im Vergleich zu Clonidin, geringeres Risiko für Rebound-Effekte.

- **Nebenwirkungen:** Müdigkeit, Blutdruckabfall, gelegentlich gastrointestinale Beschwerden; selten depressive Verstimmung.

- **Langzeitverträglichkeit:** sehr gut, auch bei kombinierter Behandlung mit Stimulanzien oder Verhaltenstherapie.

In aktuellen Studien wird Guanfacin oft **als erste Wahl** gegenüber Clonidin favorisiert, sofern verfügbar.

5.2.4 Indikationsstellung und klinische Einsatzbereiche

Alpha-2-Agonisten werden in der Behandlung des Tourette-Syndroms bevorzugt eingesetzt bei:

- leichter bis mittelschwerer Tic-Symptomatik,
- gleichzeitig bestehendem ADHS,
- **Kontraindikationen gegen Antipsychotika** (z. B. metabolisches Syndrom),
- hoher Sensitivität gegenüber Nebenwirkungen (z. B. bei sehr jungen Kindern),
- bedarfsgerechter Unterstützung der Schlafregulation.

Im Gegensatz zu Antipsychotika zeigen Alpha-2-Agonisten eine **geringere unmittelbare Tic-Suppression**, wirken aber **modulierend auf Erregungsniveau, Impulskontrolle und Aufmerksamkeit**, was in der Gesamtsymptomatik häufig zu einer deutlichen Besserung führt.

5.2.5 Studienlage und evidenzbasierte Empfehlungen

Die Datenlage zu Clonidin und Guanfacin basiert auf mehreren randomisierten kontrollierten Studien, u. a.:

- **Yale Child Study Center (Scahill et al., 2001):** Kombination von Clonidin mit Verhaltenstherapie zeigte signifikante Tic-Reduktion.
- **Guanfacine in Children With Tic Disorders (Murphy et al., 2010):** deutliche Verbesserung von Tic- und ADHS-Symptomen.
- **Metaanalyse (Bloch et al., 2013):** Alpha-2-Agonisten wirken besonders gut bei Tourette + ADHS, jedoch mit kleinerer Effektgröße als Antipsychotika bei isolierten Tics.

Internationale Leitlinien (z. B. AAN, ESSTS) empfehlen Alpha-2-Agonisten bei:

- Kindern unter 10 Jahren,
- Patienten mit Komorbidität ADHS,
- Personen mit Risikofaktoren für Antipsychotika-Nebenwirkungen.

5.2.6 Nebenwirkungen, Kontraindikationen und Monitoring

Häufige Nebenwirkungen:

- Sedierung und Tagesmüdigkeit (besonders zu Beginn),

- Hypotonie, Schwindel, Bradykardie,
- Kopfschmerzen, trockener Mund, Reizbarkeit.

Seltene, aber relevante Komplikationen:

- Rebound-Hypertonie bei abruptem Absetzen,
- depressive Verstimmung, besonders bei Jugendlichen.

Monitoring-Empfehlungen:

- Regelmäßige Kontrolle von Blutdruck und Herzfrequenz,
- Überwachung von Sedierung und Stimmungslage,
- Dosierung langsam einschleichen, besonders bei gleichzeitiger Gabe von Stimulanzien.

Hinweise zum Absetzen:
Medikament nicht abrupt absetzen – Ausschleichen über mehrere Tage ist notwendig, um Rebound-Effekte zu vermeiden.

5.1.7 Fazit

Alpha-2-Agonisten wie **Clonidin** und **Guanfacin** sind eine **effektive und verträgliche Option** zur medikamentösen Behandlung des Tourette-Syndroms, insbesondere bei Patienten mit gleichzeitiger ADHS oder erhöhter Sensitivität gegenüber Nebenwirkungen von Antipsychotika. Ihre **modulierende Wirkung auf Aufmerksamkeit, Impulskontrolle und**

Stressverarbeitung macht sie zu einer wertvollen Komponente der integrierten Tic-Therapie.

Obwohl die Wirkung auf die Tics oft weniger direkt ist als bei Antipsychotika, ist ihr Einsatz **klinisch bedeutsam**, vor allem bei jüngeren Patienten und in einem **multimodalen Therapiekontext**.

5.3 Dopaminerge Modulatoren (z. B. Tetrabenazin, VMAT2-Hemmer)

Die Gruppe der **dopaminergen Modulatoren** umfasst Wirkstoffe, die durch **Beeinflussung der Dopaminfreisetzung oder -verfügbarkeit im synaptischen Spalt** eine Reduktion von Tics bewirken. Im Gegensatz zu klassischen Antipsychotika, die primär an postsynaptischen Dopamin-D2-Rezeptoren antagonistisch wirken, greifen dopaminerge Modulatoren **präsynaptisch** in den Neurotransmitterstoffwechsel ein. Eine besondere Rolle spielt dabei die Klasse der **VMAT2-Hemmer** (vesicular monoamine transporter type 2 inhibitors), die zunehmend als **alternatives therapeutisches Konzept bei schwer behandelbarer Tic-Symptomatik** in Erwägung gezogen werden.

5.3.1 Wirkprinzip: VMAT2-Hemmung

VMAT2-Hemmer blockieren den **vesikulären Monoamintransporter 2**, der in präsynaptischen Neuronen für den **Transport von Monoaminen (v. a. Dopamin, aber auch Noradrenalin und Serotonin)** in synaptische Vesikel verantwortlich ist. Durch die Hemmung dieses Transports kommt es zu einer:

- **Reduktion des intravesikulären Dopaminvorrats**,
- verminderten **Freisetzung von Dopamin in den synaptischen Spalt**,
- und somit zu einer **funktionellen dopaminergen Hypoaktivität**, insbesondere in den Basalganglien.

Dieser Mechanismus ist besonders bei **hyperdopaminergen Zuständen** – wie sie beim Tourette-Syndrom postuliert werden – therapeutisch von Interesse. Die **indirekte dopaminerge Dämpfung** bietet eine Alternative zur direkten Rezeptorblockade durch Antipsychotika.

5.3.2 Tetrabenazin

Tetrabenazin ist der älteste Vertreter der VMAT2-Hemmer und wurde ursprünglich zur Behandlung von **choreatischen Bewegungsstörungen** (z. B. bei Chorea Huntington) entwickelt.

- **Wirkung:** deutliche Reduktion hyperkinetischer Bewegungen, in mehreren kleineren Studien auch **signifikante Tic-Reduktion** nachgewiesen.
- **Pharmakodynamik:** kurze Halbwertszeit, mehrfach tägliche Gabe notwendig; Metabolisierung über CYP2D6.

- **Nebenwirkungen:** Sedierung, depressive Verstimmung, Parkinsonoid, orthostatische Hypotonie, gastrointestinale Beschwerden.

- **Besonderheit:** erhöhtes Risiko für Depression – psychiatrisches Screening vor und während der Behandlung empfohlen.

- **Zulassung:** in Deutschland nicht für Tourette-Syndrom zugelassen, jedoch **off-label einsetzbar bei schwerer Tic-Symptomatik**, insbesondere bei Versagen anderer Therapien.

Anwendungsbeispiel: Tetrabenazin kann sinnvoll sein bei Erwachsenen mit schwerer, entstellender motorischer Symptomatik oder bei Vorliegen von choreiformen Tic-ähnlichen Bewegungsmustern.

5.3.3 Deutetrabenazin und Valbenazin – neue VMAT2-Hemmer

In den letzten Jahren wurden **neue, besser verträgliche VMAT2-Inhibitoren** entwickelt:

- **Deutetrabenazin (Austedo®):**
  – chemisch modifiziertes Tetrabenazin mit längerer Halbwertszeit (durch Deuterium-Substitution),
  – stabilere Plasmaspiegel, geringere Spitzenkonzentrationen,
  – geringere Inzidenz von Sedierung und Depression,
  – in den USA zugelassen für Chorea Huntington

und tardive Dyskinesien, derzeit in Studien für Tourette.

- **Valbenazin (Ingrezza®):**
  – VMAT2-Hemmer mit selektiverer Wirkung und günstigerem Nebenwirkungsprofil,
  – ebenfalls für tardive Dyskinesie zugelassen,
  – positive Phase-II/III-Studien für Tourette durchgeführt, jedoch **nicht zur Marktzulassung gekommen** (Stand: 2025).

Beide Substanzen sind in Europa bislang **nicht zugelassen** und nur im Rahmen klinischer Studien oder über internationale Bezugsquellen verfügbar. Dennoch ist ihre Entwicklung ein Hinweis auf die zunehmende Relevanz dieser Wirkstoffklasse.

5.3.4 Studienlage und Evidenzbasis

Die Datenlage zu VMAT2-Hemmern bei Tourette ist bislang **überschaubar**, aber vielversprechend:

- **Tetrabenazin:** retrospektive Fallserien, kleinere offene Studien zeigen **Tic-Reduktion um 40–60 %**, besonders bei motorischer Hyperkinese.

- **Deutetrabenazin:** multizentrische doppelblinde Studien zeigen **signifikante Reduktion der Tic-Schwere** (gemessen mit YGTSS – Yale Global Tic Severity Scale), gute Verträglichkeit, jedoch keine Zulassung wegen uneinheitlicher Ergebnisse in Subgruppen.

- **Valbenazin:** ähnlich gute Effekte in frühen Studien, aber Phase-III-Zulassung 2019 nicht erreicht.

Metaanalysen (z. B. Pringsheim et al., 2022): bestätigen die **prinzipielle Wirksamkeit von VMAT2-Inhibitoren**, fordern aber weitere Studien zu Langzeitverträglichkeit, Dosierung und spezifischen Indikationen (z. B. Komorbidität, Altersgruppen).

5.3.5 Indikationsstellung und klinische Anwendung

Der Einsatz dopaminerger Modulatoren empfiehlt sich insbesondere bei:

- schwer behandelbaren Tics mit hyperkinetischer Komponente,
- fehlender Verträglichkeit oder mangelndem Ansprechen auf Antipsychotika,
- hoher dopaminerger Sensitivität (z. B. paradoxe Tic-Verstärkung unter Dopaminantagonisten),
- komorbiden Bewegungsstörungen (z. B. Dyskinesien, Chorea-artige Symptome).

Dabei ist zu beachten, dass diese Wirkstoffe **nicht primär auf Komorbiditäten wie ADHS oder Zwangssymptome wirken**, sondern gezielt auf die motorischen Ausdrucksformen der Erkrankung.

5.3.6 Nebenwirkungen und Monitoring

Typische Nebenwirkungen:

- Müdigkeit, Sedierung
- Depressive Verstimmungen, Anhedonie
- Parkinsonoide Symptome
- Hypotonie, orthostatischer Schwindel
- Schlafstörungen, seltener Unruhe

Monitoring-Empfehlungen:

- **Psychiatrisches Basisscreening**, v. a. auf Depression
- Regelmäßige Überwachung der Stimmungslage
- Kontrolle motorischer Nebenwirkungen (z. B. AIMS-Skala)
- Blutdruckmessung, EKG bei kardialer Vorerkrankung

Besonderheit: Suizidale Gedanken unter Tetrabenazin sind selten, aber dokumentiert – bei gefährdeter Patientengruppe mit größter Vorsicht einsetzen.

5.3.7 Fazit

Dopaminerge Modulatoren – insbesondere VMAT2-Hemmer wie **Tetrabenazin, Deutetrabenazin und Valbenazin**

– bieten eine **vielversprechende Ergänzung des therapeutischen Arsenals** beim Tourette-Syndrom, insbesondere in **therapierefraktären Fällen**. Durch ihren **präsynaptischen Wirkmechanismus** unterscheiden sie sich konzeptionell von Antipsychotika und erlauben einen **differenzierten dopaminergen Eingriff** bei hyperkinetischen Störungen.

Ihre Anwendung erfordert jedoch eine **sorgfältige psychiatrische Mitbetreuung** und ein **umfassendes Risikomanagement**, insbesondere im Hinblick auf affektive Nebenwirkungen. Mit Blick auf neue Entwicklungen und internationale Studien ist zu erwarten, dass diese Substanzklasse in Zukunft **an Bedeutung gewinnen wird**, insbesondere bei erwachsenen Patienten und im Off-Label-Setting.

5.4 Andere Medikamente mit off-label-Verwendung (z. B. Topiramat, Baclofen, Cannabispräparate)

Neben den etablierten Pharmakotherapien – Antipsychotika, Alpha-2-Agonisten und VMAT2-Hemmern – werden beim Tourette-Syndrom in Einzelfällen auch andere pharmakologische Substanzen eingesetzt, die außerhalb ihrer originären Zulassung (off-label) eine **lindernde Wirkung auf die Tic-Symptomatik** oder auf assoziierte Komorbiditäten entfalten können.

Diese Medikamente kommen typischerweise in Betracht bei:

- unzureichendem Ansprechen auf zugelassene Therapien,

- ausgeprägten Nebenwirkungen unter Standardmedikation,
- spezifischer Symptomkonstellation (z. B. starke Impulsivität, Koprolalie, Komorbidität mit Schlaf- oder Angststörungen),
- therapeutischen Individualversuchen oder bei Patientenwunsch.

Die Evidenzlage ist häufig begrenzt, beruht aber teilweise auf **kleineren Studien, Fallberichten oder klinischer Erfahrung**. Dennoch stellen diese Wirkstoffe einen **wichtigen Baustein individualisierter Behandlungsansätze** dar.

5.4.1 Topiramat

Topiramat ist ein Antikonvulsivum, das ursprünglich zur Behandlung epileptischer Anfälle und Migräne entwickelt wurde. Es besitzt eine komplexe Wirkweise mit:

- **Blockade spannungsabhängiger Natriumkanäle**,
- **Verstärkung der GABAergen Neurotransmission**,
- **Hemmung glutamaterger AMPA/KA-Rezeptoren**,
- **Karboanhydrase-Hemmung**.

Wirkung bei Tourette:

- In mehreren kleineren Studien und Kasuistiken wurde eine **signifikante Reduktion der Tic-Frequenz** und des subjektiven Tic-Drangs berichtet.

- Wirkmechanistisch wird eine **zentralnervöse Dämpfung exzitatorischer Überaktivität** postuliert.

- Besonders bei Patienten mit **zusätzlicher Impulsivität oder Aggression** kann Topiramat eine stabilisierende Wirkung entfalten.

Dosierung und Verträglichkeit:

- Langsames Aufdosieren ab 25 mg/Tag bis durchschnittlich 100 mg/Tag.

- Nebenwirkungen: kognitive Verlangsamung („Wortfindungsstörungen"), Parästhesien, Gewichtsverlust, gastrointestinale Beschwerden.

- In seltenen Fällen: Nierensteine, metabolische Azidose, Sehstörungen.

Einsatzbereich:

Topiramat ist bei **Jugendlichen und Erwachsenen mit therapieresistenter Symptomatik** eine überlegenswerte Off-Label-Option, insbesondere wenn zusätzlich Impulsivität oder Spannungszustände bestehen. Bei Kindern ist Vorsicht geboten wegen möglicher kognitiver Nebenwirkungen.

5.4.2 Baclofen und andere GABA-B-Agonisten

Baclofen ist ein zentral wirkender Muskelrelaxans und GABA-B-Rezeptor-Agonist, der ursprünglich zur Spastikbehandlung eingesetzt wurde.

Wirkung bei Tic-Störungen:

- Einzelne Berichte und kleinere offene Studien legen nahe, dass Baclofen eine **Reduktion des motorischen Antriebs und der Tic-Frequenz** bewirken kann.

- Die dämpfende Wirkung auf exzitatorische motorische Bahnen könnte zu einer **verbesserten Tic-Kontrolle** beitragen.

- Es bestehen Hinweise auf eine **günstige Wirkung bei gleichzeitiger Hyperaktivität oder Schlafstörung**.

Dosierung und Nebenwirkungen:

- Beginn mit niedriger Dosierung (5–10 mg/Tag), Steigerung bis 40–60 mg/Tag.

- Nebenwirkungen: Sedierung, Schwindel, Schwächegefühl, Übelkeit.

- Risiko der Toleranzentwicklung und Entzugssymptome bei abruptem Absetzen.

Stellung in der Therapie:

Baclofen kann in ausgewählten Fällen mit **hyperkinetischer Symptomatik, Spastik oder muskulärer Tonuserhöhung** sinnvoll eingesetzt werden. Die Evidenz ist begrenzt, aber vielversprechend.

5.4.3 Cannabinoide und medizinisches Cannabis

In den letzten Jahren ist das Interesse an **Cannabis-basierten Medikamenten** zur Behandlung des Tourette-Syndroms erheblich gestiegen. Der therapeutische Ansatz beruht auf der **Modulation des endogenen Cannabinoidsystems**, das eine regulierende Wirkung auf Bewegungssteuerung, Emotionsverarbeitung und Impulsivität ausübt.

Wirkstoffe und Anwendungsformen:

- **THC (Tetrahydrocannabinol):** psychoaktives Hauptcannabinoid, z. B. in Form von Dronabinol, Sativex® oder Cannabisblüten.

- **CBD (Cannabidiol):** nicht-psychoaktives Cannabinoid, wirkt anxiolytisch, entzündungshemmend, modulierend auf das Endocannabinoidsystem.

- **Kombinationspräparate:** teilweise individuell verordnete Mischungen (z. B. THC:CBD im Verhältnis 1:1).

Wirkung bei Tourette:

- Klinische Studien, u. a. von Müller-Vahl et al. (Hannover), zeigen eine **signifikante Tic-Reduktion unter THC**, insbesondere bei Erwachsenen mit schwerer Symptomatik und hoher subjektiver Belastung.

- Zusätzlich positive Effekte auf **Schlaf, Stressverarbeitung und komorbide Angststörungen.**
- Bei einigen Patienten auch **besseres Selbstmanagement der prämonitorischen Dranggefühle.**

Nebenwirkungen:

- Müdigkeit, Schwindel, kognitive Verlangsamung
- Angst, Paranoia oder Halluzinationen bei zu hoher Dosis
- Risiko für Abhängigkeit oder Missbrauch bei unsachgemäßer Anwendung

Rechtlicher Rahmen (Deutschland):

- Medizinisches Cannabis ist seit 2017 fast überall verordnungsfähig (z.B. § 31 Abs. 6 SGB V) bei „schwerwiegenden Erkrankungen" – darunter kann Tourette-Syndrom fallen.
- Kostenerstattung durch Krankenkassen ist möglich, aber an begründeten Antrag gebunden.
- Voraussetzung: Ausschöpfung konventioneller Therapien oder Kontraindikation.

Stellung in der Therapie:

Cannabinoide können eine **effektive Therapieoption bei schwerer, therapieresistenter Tic-Störung** darstellen.

Aufgrund der individuellen Reaktionsweise und potenziellen Nebenwirkungen ist eine **engmaschige ärztliche Begleitung** erforderlich.

5.4.4 Weitere experimentelle Substanzen (Ausblick)

Neben den genannten Wirkstoffen befinden sich weitere Substanzgruppen in präklinischer oder klinischer Prüfung:

- **Antikonvulsiva wie Levetiracetam, Zonisamid**
- **Serotonerge Modulatoren (z. B. SSRIs, Buspiron)** – primär bei komorbiden Zwangssymptomen
- **Glutamaterge Modulatoren** – z. B. NMDA-Antagonisten (Memantin), derzeit in Studien
- **Botulinumtoxin-A** – gezielte lokale Injektionen bei fokalen motorischen Tics (z. B. Grimassieren)

Diese Substanzen sind zum Teil **noch experimentell** oder in enger Indikation anwendbar, zeigen jedoch mögliche Wege für **zukünftige, individuell angepasste pharmakologische Strategien**.

5.4.5 Fazit

Off-label eingesetzte Medikamente wie **Topiramat, Baclofen oder Cannabinoide** stellen wichtige therapeutische Ergänzungen dar, insbesondere bei **therapierefraktären, komplexen oder individuell schwer belastenden Tic-Störungen**. Ihre Wirkung ist **nicht immer direkt auf die Tics**

gerichtet, sondern adressiert oft begleitende Symptome wie Impulsivität, Anspannung oder Schlafstörungen.

Die Auswahl sollte auf **individueller Indikation, klinischer Erfahrung, wissenschaftlicher Evidenz** und **intensiver therapeutischer Begleitung** beruhen. Bei sorgfältiger Anwendung können diese Medikamente die Lebensqualität erheblich verbessern – vorausgesetzt, es erfolgt eine **strukturierte Nutzen-Risiko-Abwägung**.

5.5 Kombinationstherapien und individuelle Anpassung

Die pharmakologische Behandlung des Tourette-Syndroms erfordert in der klinischen Praxis häufig eine **individualisierte Herangehensweise**, da die Symptomatik zwischen den Betroffenen stark variiert – nicht nur in Art und Schwere der Tics, sondern auch hinsichtlich komorbider Störungen, psychosozialer Belastung und persönlicher Lebensumstände. In vielen Fällen reicht eine **Monotherapie** nicht aus, um eine zufriedenstellende Kontrolle der Symptome zu erreichen, oder sie ist aufgrund von **Nebenwirkungen, Wirkverlust oder unzureichender Breitenwirkung** nicht geeignet. Hier gewinnen **Kombinationstherapien** an Bedeutung.

5.5.1 Rationale für Kombinationstherapien

Die Kombination unterschiedlicher Wirkstoffe basiert auf folgenden Überlegungen:

- **Additive oder synergistische Effekte:** z. B. durch die Kombination eines Antipsychotikums mit einem Alpha-2-Agonisten kann sowohl der Ticdruck als auch die Impulsivität gezielt beeinflusst werden.

- **Behandlung komorbider Störungen:** häufig bestehen zusätzlich ADHS, Zwangsstörungen, Angststörungen oder affektive Symptome, die eine eigenständige medikamentöse Therapie benötigen.

- **Reduktion der Einzeldosis und Nebenwirkungen:** durch Kombination geringerer Dosen zweier Wirkstoffe kann mitunter eine bessere Verträglichkeit erreicht werden als durch Monotherapie in hoher Dosis.

- **Personalisierung:** Berücksichtigung individueller Symptomprofile, genetischer Dispositionen, Vorerkrankungen und psychosozialer Faktoren.

Kombinationstherapien sollten stets **wohlüberlegt, systematisch geplant und regelmäßig evaluiert** werden. Unstrukturierte Polypharmazie ist zu vermeiden.

5.5.2 Häufige Kombinationen in der Praxis

1. Antipsychotikum + Alpha-2-Agonist (z. B. Aripiprazol + Guanfacin)

- Ziel: Reduktion von Tics und komorbidem ADHS

- Vorteil: gute Balance zwischen Tic-Kontrolle und Impulskontrolle

- Beobachtung: Alpha-2-Agonisten können in niedriger Dosierung sedierende Nebenwirkungen von Antipsychotika abmildern

2. Antipsychotikum + SSRI (z. B. Risperidon + Sertralin)

- Ziel: Behandlung komorbider Zwangssymptome oder Angststörungen
- Hinweis: SSRIs haben keine Tic-reduzierende Wirkung, können jedoch Tic-induzierte Belastungen lindern
- Monitoring: serotonerges Syndrom und Wechselwirkungen beachten

3. Antipsychotikum + Topiramat

- Ziel: Verstärkung der Tic-Kontrolle bei unzureichender Monotherapie
- Risiko: additive kognitive Nebenwirkungen, insbesondere bei Kindern – sorgfältige Dosisanpassung notwendig

4. Alpha-2-Agonist + Stimulanzien (z. B. Guanfacin + Methylphenidat)

- Ziel: Behandlung von ADHS-Symptomatik bei gleichzeitiger Tic-Störung
- Vorteil: Guanfacin reduziert das Risiko der Tic-Exazerbation durch Stimulanzien

- Studienlage: gute Evidenz für Sicherheit und Effektivität bei richtiger Dosisfindung

5. Kombination mit Off-label-Medikamenten (z. B. Antipsychotikum + Cannabinoide)

- Ziel: gezielte Behandlung schwer therapierbarer Symptome (z. B. Koprolalie, Aggression)
- Voraussetzung: strukturierter Therapieplan, enge medizinische Begleitung, Einbindung der Krankenkasse

5.5.3 Indikationsstellung und Auswahlkriterien

Die Entscheidung für eine Kombinationstherapie hängt ab von:

- **Symptomkonstellation:** z. B. dominante motorische Tics + ADHS + Schlafstörungen
- **Verlauf und bisherige Therapieversuche**
- **Nebenwirkungsprofil der bisherigen Medikation**
- **Komorbiditäten** (psychiatrisch, neurologisch, internistisch)
- **Alter und kognitive Entwicklung des Patienten**
- **Adhärenz, Familienstruktur, schulische Anforderungen**

Beispielhafte Entscheidungsmatrix:

Symptomatik	Therapieansatz
Ausgeprägte Tics + ADHS	Guanfacin + niedrig dosiertes Aripiprazol
Tics + Zwangsstörung	Aripiprazol + SSRI (z. B. Fluoxetin)
Therapierefraktäre Tics + Aggression	Topiramat + Antipsychotikum
Komorbid depressive Verstimmung	Antipsychotikum + SSRI, evtl. modifizierte Dosierung
Schlafstörung bei Clonidin	Abendliche Einzeldosis, evtl. Kombination mit Melatonin

5.5.4 Herausforderungen und Monitoring

Kombinationstherapien bringen **komplexere Anforderungen** an die ärztliche Begleitung mit sich:

- **Höherer Aufwand bei Dosistitration** und Einschätzung der Wirkbeiträge
- **Vermehrtes Risiko für Wechselwirkungen und unerwünschte Effekte**
- **Schwierigkeit der Kausalzuordnung** bei Symptomen oder Nebenwirkungen
- **Adhärenzprobleme**, insbesondere bei Kindern mit multiplen Medikamenten

Empfohlene Monitoringmaßnahmen:

- Strukturierte **Dokumentation von Wirkung, Nebenwirkungen und Veränderungen**
- **Regelmäßige Gespräche mit Patienten und Angehörigen** zur Therapiezufriedenheit
- **Standardisierte Skalen** (z. B. YGTSS, AIMS, SDQ, CGI-S) zur objektiven Verlaufskontrolle
- **Laborkontrollen, EKG, Gewicht, Vitalparameter** je nach Medikamentengruppe

Ein sinnvoller Therapieansatz kann auch die **Rotation** von Medikamenten sein, d. h. ein **zeitlich begrenzter Einsatz** mit anschließender Reevaluation.

5.5.5 Integration nicht-pharmakologischer Maßnahmen

Kombinationstherapie bedeutet nicht nur die Kombination verschiedener Medikamente, sondern auch die **Verzahnung medikamentöser und nicht-medikamentöser Interventionen**. Dies kann z. B. bedeuten:

- Medikamentöse Tic-Kontrolle zur Ermöglichung einer erfolgreichen Verhaltenstherapie
- Einsatz von Guanfacin zur Verbesserung der Schlafqualität und Konzentrationsfähigkeit, um schulische Förderung zu unterstützen
- Kombination mit **Psychoedukation, Familienberatung, schulischer Integration, Entspannungstechniken**

Diese **multimodalen Behandlungsstrategien** sind besonders nachhaltig und verbessern die Compliance und Lebensqualität.

5.5.6 Fazit

Kombinationstherapien stellen in der modernen Behandlung des Tourette-Syndroms ein **unverzichtbares Instrument** dar, um auf die **komplexe und individuelle Symptomatik** vieler Betroffener einzugehen. Sie ermöglichen eine **maßgeschneiderte Therapie**, bei der verschiedene Wirkmechanismen synergistisch genutzt werden, ohne unnötig hohe Dosierungen einzelner Substanzen in Kauf nehmen zu müssen.

Ihr Erfolg hängt maßgeblich ab von:

- **klinischer Erfahrung**,
- **strukturierter Begleitung**,
- **regelmäßiger Evaluation**,
- und der **Einbindung nicht-medikamentöser Therapien**.

Damit schaffen Kombinationstherapien die Grundlage für eine **hochindividualisierte, flexible und lebensqualitätsorientierte Behandlung** von Menschen mit Tourette-Syndrom.

6 Nicht-medikamentöse Therapieansätze

6.1 Verhaltens- und Gewohnheitstherapien (CBIT, Habit Reversal Training)

Verhaltenstherapeutische Verfahren gelten als **Behandlungsstandard der ersten Wahl** für viele Patient*innen mit Tourette-Syndrom, insbesondere wenn die Tic-Symptomatik **subjektiv belastend, sozial störend oder funktionell einschränkend**, aber **nicht schwerwiegend genug für eine sofortige Pharmakotherapie** ist. Die derzeit am besten untersuchte und empfohlene Therapieform ist das sogenannte **Comprehensive Behavioral Intervention for Tics (CBIT)**, das auf dem **Habit Reversal Training (HRT)** basiert.

Diese Therapieansätze zielen darauf ab, die **Fremdsteuerung durch Tics zu reduzieren** und den **Einfluss der Betroffenen auf ihre Symptome zu stärken**, ohne dabei die Tics „wegzutrainieren" im klassischen Sinne. Vielmehr lernen Patient*innen, **alternative Reaktionen** auf den Tic-Drang zu entwickeln und ihre **Aufmerksamkeit, Wahrnehmung und Kontrolle** gezielt zu trainieren.

6.1.1 Grundprinzipien des Habit Reversal Training (HRT)

Das **Habit Reversal Training (HRT)** ist ein verhaltenstherapeutisches Verfahren, das in den 1970er-Jahren von Nathan Azrin und Gregory Nunn entwickelt wurde. Es beruht auf der Annahme, dass Tics als **gelerntes Verhalten** in bestimmten

Kontexten **unbewusst verstärkt und automatisiert** werden und dass diese Gewohnheiten durch bewusste, inkompatible Verhaltensweisen unterbrochen werden können.

HRT besteht aus drei zentralen Komponenten:

1. **Bewusstheitstraining (Awareness Training):**
   Ziel ist es, Tic-Symptome und die ihnen vorausgehenden **prämonitorischen Dranggefühle (premonitory urges)** genau zu erkennen und zu benennen. Patient*innen lernen, ihre Tics **zu lokalisieren, zu beschreiben und rechtzeitig wahrzunehmen**.

2. **Kompensatorische Reaktion (Competing Response):**
   Für jeden Tic wird ein **alternatives Verhalten** trainiert, das **physisch mit dem Tic unvereinbar** ist und möglichst unauffällig durchgeführt werden kann. Beispiel: Bei einem Kopfnicken-Tic könnte die Gegenreaktion ein **leichtes Anspannen der Nackenmuskulatur bei aufrechter Kopfhaltung** sein.

3. **Motivationstraining und Generalisierung:**
   Die Patient*innen* werden ermutigt*, **positive Veränderungen wahrzunehmen**, *Rückschläge als Lerngelegenheiten zu betrachten und das Verhalten in* **verschiedene Alltagssituationen** *zu übertragen. Eltern, Lehrer*innen oder Angehörige werden oft als Unterstützer*innen eingebunden.

Das Training erfolgt meist **einzeln in strukturierten Sitzungen**, oft im wöchentlichen Rhythmus über 8 bis 10 Wochen.

6.1.2 CBIT – Erweiterung des HRT

Das **Comprehensive Behavioral Intervention for Tics (CBIT)** ist eine **strukturell erweiterte Version** des klassischen HRT. Es wurde speziell für die Behandlung des Tourette-Syndroms entwickelt und durch groß angelegte Studien evaluiert.

CBIT umfasst neben dem HRT folgende zusätzliche Module:

- **Funktionale Analyse der Tic-Auslöser und -Verstärker:**
  Die Patient*innen lernen, **situative, emotionale und soziale Bedingungen** zu erkennen, die das Auftreten von Tics begünstigen (z. B. Langeweile, Stress, Aufmerksamkeit).

- **Strategien zur Tic-Prävention und -Reduktion:**
  Umweltanpassungen, Reizkontrolle, Selbstinstruktion und Stressbewältigung werden gezielt vermittelt.

- **Einbindung des sozialen Umfelds:**
  Eltern, Lehrkräfte und Bezugspersonen werden instruiert, **förderlich zu reagieren** und das Gelernte im Alltag zu unterstützen.

CBIT ist manualisiert, kann jedoch flexibel auf Alter, Schweregrad und Komorbiditäten angepasst werden. Es ist besonders gut geeignet für **Kinder ab 9 Jahren, Jugendliche und Erwachsene.**

6.1.3 Studienlage und Wirksamkeit

Die **Evidenzbasis für CBIT und HRT** ist exzellent:

- **Große randomisierte kontrollierte Studien** (z. B. Wilhelm et al., 2012; Piacentini et al., 2010) zeigten eine signifikante **Reduktion der Tic-Schwere um bis zu 35–40 %** im Vergleich zu Placebo oder supportive Therapie.
- Die Effekte sind **dauerhaft über mehrere Monate** messbar und verbessern auch **Funktionalität und subjektives Belastungserleben.**
- **Metaanalysen (z. B. McGuire et al., 2015)** belegen eine **mittlere bis hohe Effektstärke (Cohen's d ~0.6–0.7)** im Vergleich zu Kontrollgruppen.

CBIT gilt als **First-Line-Behandlung** für Patient*innen mit leichter bis mittelschwerer Symptomatik – insbesondere **vor dem Einsatz von Antipsychotika.**

6.1.4 Indikationen und Grenzen

Indikationen:

- Patienten mit **moderater Tic-Symptomatik**,

- hohe subjektive Belastung, aber keine medikamentöse Notwendigkeit,
- **Motivation zur aktiven Mitarbeit**,
- **Zugang zu qualifizierten Therapeut*innen**,
- Patient*innen mit guter kognitiver Leistungsfähigkeit (z. B. ab 8–9 Jahren).

Grenzen und Kontraindikationen:

- **Intellektuelle Einschränkungen** oder mangelnde Einsichtsfähigkeit,
- sehr schwere, aggressive oder komplexe Tics (z. B. mit Selbstverletzung),
- **schwere komorbide psychische Störungen** (z. B. akute Depression, Psychose),
- mangelnde Motivation oder familiäre Belastungssituation.

In solchen Fällen kann eine Kombination mit medikamentösen Maßnahmen erforderlich sein oder ein modifizierter Therapieansatz nötig werden.

6.1.5 Umsetzung in der Praxis

Die Umsetzung von CBIT erfordert:

- **Spezifisch geschulte Therapeut*innen**, idealerweise mit Erfahrung in Kinder- und Jugendpsychotherapie, Verhaltenstherapie und Tic-Störungen.
- Manualgestützte Programme (z. B. „Tics kontrollieren" von Verdellen & Murphy).
- Sitzungsdauer von ca. 60 Minuten, wöchentlich über 8–10 Wochen.
- **Elterneinbindung** bei Kindern zwingend notwendig.
- **Hausaufgabenübungen** zur Generalisierung im Alltag.

Digitale und telemedizinische Varianten von CBIT sind derzeit in Entwicklung und zeigen **vielversprechende erste Ergebnisse** in Bezug auf Zugänglichkeit und Wirksamkeit, insbesondere in unterversorgten Regionen.

6.1.6 Kombination mit anderen Therapieformen

CBIT kann sinnvoll kombiniert werden mit:

- **Pharmakotherapie**: z. B. wenn Tics so ausgeprägt sind, dass die Teilnahme an Verhaltenstherapie erschwert ist
- **Entspannungstechniken**: PMR, Achtsamkeit, Atemübungen

- **Psychoedukation** für Eltern, Lehrkräfte und Mitschüler*innen
- **Schulischer Förderung** bei kognitiven Einschränkungen oder sozialem Rückzug
- **Selbsthilfegruppen** zur Stärkung des Selbstwerts und sozialen Austauschs

Ziel ist ein **integrativer Therapieansatz**, bei dem CBIT als **Kernintervention** von weiteren unterstützenden Maßnahmen flankiert wird.

6.1.7 Fazit

CBIT und HRT stellen die **evidenzbasiert wirksamsten nicht-medikamentösen Behandlungsansätze** des Tourette-Syndroms dar. Sie fördern das **Selbstmanagement**, verbessern die **Lebensqualität**, reduzieren Tics **ohne medikamentöse Nebenwirkungen** und können insbesondere im Kindes- und Jugendalter einen nachhaltigen Behandlungseffekt erzielen.

Die erfolgreiche Umsetzung erfordert **strukturiertes Vorgehen, geschulte Fachkräfte und motivierte Patient*innen** – kann aber bei korrekter Anwendung eine gleichwertige oder sogar überlegene Alternative zur Pharmakotherapie darstellen.

6.2 Psychoedukation und Elternarbeit

Psychoedukation und Elternarbeit stellen integrale Bestandteile der nicht-medikamentösen Behandlung des Tourette-Syndroms dar. Sie sind nicht nur **Begleitmaßnahmen**, sondern häufig **Voraussetzung und Fundament** für eine erfolgreiche Therapie. Gerade im Kindes- und Jugendalter beeinflusst das familiäre und soziale Umfeld maßgeblich den **Verlauf der Erkrankung, die Krankheitsbewältigung und die Lebensqualität** der Betroffenen.

Psychoedukative Maßnahmen verfolgen das Ziel, **Verständnis für die Erkrankung zu schaffen, Stigmatisierung abzubauen, Eigenverantwortung zu fördern** und eine **konstruktive Interaktion mit den Symptomen** zu ermöglichen – sowohl auf Seiten der Betroffenen als auch im sozialen Umfeld.

6.2.1 Ziele und Inhalte der Psychoedukation

Psychoedukation ist ein strukturierter Prozess der Informationsvermittlung und emotionalen Unterstützung. Die Inhalte orientieren sich am Alter, der kognitiven Entwicklung und der individuellen Belastungssituation. Typische Ziele sind:

- **Förderung des Krankheitsverständnisses:** Was ist das Tourette-Syndrom? Wie entstehen Tics? Was bedeutet „neuropsychiatrisch"?

- **Entlastung durch Aufklärung:** Die Erklärung der neurologischen Grundlagen (z. B. dopaminerge

Dysregulation, prämonitorische Dranggefühle) reduziert Schuldgefühle und Missverständnisse.

- **Erkennen von Auslösern und Verstärkern:** Stress, Müdigkeit, Aufmerksamkeit, Erwartungsdruck – Psychoedukation vermittelt Strategien zur Beobachtung und Veränderung von Kontextfaktoren.

- **Sensibilisierung für Komorbiditäten:** Viele Betroffene leiden zusätzlich unter ADHS, Zwangsstörungen oder Angststörungen – das frühzeitige Erkennen dieser Begleiterkrankungen wird durch psychoedukative Maßnahmen gefördert.

- **Stärkung der Selbstwirksamkeit:** Patient*innen lernen, Tics nicht als unkontrollierbares Schicksal zu erleben, sondern als Phänomene, auf die sie Einfluss nehmen können.

- **Förderung der Compliance:** Ein informierter Patient kooperiert besser – dies gilt sowohl für Verhaltenstherapien als auch für Pharmakotherapien.

Psychoedukation ist kein einmaliger Informationsvortrag, sondern ein **fortlaufender Prozess**, der sich über die gesamte therapeutische Begleitung erstreckt.

6.2.2 Spezifische Aspekte der Elternarbeit

Elternarbeit ist insbesondere im Kindes- und Jugendalter ein zentrales Instrument der Therapie. Eltern sind nicht nur

Unterstützer*innen, sondern auch **Multiplikatoren für Wissen, Haltung und Handeln** im Alltag.

Wichtige Aspekte der Elternarbeit sind:

- **Verständnis schaffen für den willkürlichen Charakter der Tics:** Viele Eltern interpretieren Tics zunächst als Unart, schlechte Angewohnheit oder Aufmerksamkeitsstrategie. Aufklärung reduziert Schuldzuschreibungen.

- **Verhaltensmuster reflektieren:** Unbewusste Verstärkermechanismen wie übermäßige Aufmerksamkeit, negative Sanktionen oder Schutzverhalten können Tics verstärken.

- **Erlernen hilfreicher Reaktionen:** Gelassenheit, neutrale Rückmeldung, Unterstützung bei Entspannung und Struktur – Eltern lernen hilfreiche Umgangsformen.

- **Ressourcenorientierung:** Fokussierung auf Stärken des Kindes, nicht nur auf Symptome.

- **Schulentlastung und interdisziplinäre Koordination:** Eltern werden häufig in Gespräche mit Lehrkräften, Schulpsychologen und Therapeuten eingebunden.

- **Unterstützung im Umgang mit Außenstehenden:** Vermittlung von Kommunikationsstrategien gegenüber Geschwistern, Freunden, Lehrer*innen oder Fremden.

Die Elternarbeit kann in Einzelgesprächen, Familiensitzungen oder Gruppenformaten erfolgen. Integrierte Elterntrainings (z. B. im Rahmen von CBIT oder ADHS-Programmen) haben sich bewährt.

6.2.3 Alters- und entwicklungsspezifische Aspekte

Die Gestaltung von Psychoedukation und Elternarbeit muss sich **an der kognitiven und emotionalen Entwicklung** orientieren:

- **Kinder im Vorschul- und frühen Grundschulalter:**
  – Fokus auf Entlastung, emotionale Sicherheit, Struktur
  – kindgerechte Materialien (z. B. Bilderbücher, Zeichnungen)
  – Eltern stehen im Vordergrund der therapeutischen Arbeit
- **Schulkinder (7–12 Jahre):**
  – altersangepasste Erklärung der Symptome („Tics sind wie Niesen – man kann sie oft nicht verhindern")
  – Entwicklung erster Strategien zur Selbstregulation
  – Förderung von Selbstwert und sozialer Integration
- **Jugendliche:**
  – stärkere Einbeziehung in Entscheidungsprozesse
  – Betonung von Selbstverantwortung und Autonomie

– Reflexion von Peergroup-Einflüssen, Berufswahl, Umgang mit Stigmatisierung
- **Erwachsene:**
– Fokus auf Akzeptanz, Partnerschaft, Beruf, Lebensqualität
– oft mehr Selbstverantwortung und Initiativrolle in der Behandlung

6.2.4 Methoden und Medien

Zur Vermittlung psychoedukativer Inhalte stehen zahlreiche Formate zur Verfügung:

- **Gespräche im therapeutischen Setting** (Einzel- oder Gruppensitzungen)
- **Informationsmaterialien** (z. B. Broschüren, Comics, Erklärfilme)
- **Arbeitsblätter und Aufgaben für Eltern und Kinder**
- **Visualisierungshilfen** (Gehirnkarten, Tic-Tagebücher, Stressbarometer)
- **Digitale Anwendungen** (z. B. Apps, Online-Kurse, YouTube-Kanäle)
- **Schulungen für Angehörige und pädagogische Fachkräfte**

Die Auswahl der Medien richtet sich nach Alter, Motivation und kognitiven Voraussetzungen. Wichtig ist ein **dialogorientierter und interaktiver Zugang**.

6.2.5 Evaluation und Wirksamkeit

Psychoedukation wird zunehmend als **evidenzbasierter Bestandteil multimodaler Behandlungsprogramme** angesehen. Studien zeigen:

- Verbesserung von **Therapieadhärenz** und **Verständnis für Symptome**
- Reduktion von **elterlicher Belastung und dysfunktionalen Reaktionen**
- Verbesserung der **Beziehung zwischen Eltern und Kind**
- Zunahme von **Selbstwirksamkeit und sozialer Integration**
- Förderung der **Motivation zur aktiven Mitarbeit an Verhaltenstherapien**

Die Wirkung ist nicht primär symptomatisch (Tic-Reduktion), sondern funktional: Sie betrifft **Lebensqualität, Stressbewältigung, Umgang mit Komorbiditäten und soziale Kompetenz**.

6.2.6 Fazit

Psychoedukation und Elternarbeit sind **unverzichtbare Pfeiler einer erfolgreichen Tourette-Therapie**. Sie schaffen die **Grundlage für Selbstakzeptanz, soziales Verständnis und Therapiecompliance**. Insbesondere im Kindes- und Jugendalter ermöglichen sie ein **familiäres und schulisches Umfeld**, das Symptome nicht verstärkt, sondern Bewältigung aktiv unterstützt.

Durch strukturierte Informationsvermittlung, emotionale Entlastung und praktische Handlungshilfen leisten sie einen **nachhaltigen Beitrag zur Stabilisierung und Integration** von Betroffenen – und bilden somit einen ebenso wirkungsvollen wie kosteneffizienten Bestandteil moderner Behandlungskonzepte.

6.3 Entspannungsverfahren und Achtsamkeitstechniken

Das Tourette-Syndrom ist nicht nur eine neurologische Störung mit motorischen und vokalen Symptomen, sondern auch eine Erkrankung, die eng mit **emotionaler Reaktivität, innerer Anspannung und situativer Stressbelastung** verknüpft ist. Viele Betroffene berichten, dass sich ihre Tics unter bestimmten Bedingungen – etwa bei Nervosität, Erschöpfung oder in sozialen Drucksituationen – **signifikant verstärken**. Umgekehrt kann eine Reduktion der Anspannung zu einer spürbaren Linderung der Symptome führen.

Hier setzen **Entspannungsverfahren und Achtsamkeitstechniken** an: Sie zielen darauf ab, das **individuelle Stressniveau zu senken, Selbstwahrnehmung zu schulen** und die **emotionale Selbstregulation** zu stärken. Sie sind **keine kausale Therapie** der Tic-Störung, aber ein bedeutender **komplementärer Behandlungsbaustein**, insbesondere im Rahmen multimodaler Therapiekonzepte.

6.3.1 Physiologische und psychologische Grundlagen

Die Wirksamkeit von Entspannungsverfahren beruht auf der gezielten **Aktivierung des parasympathischen Nervensystems** (Vagusnerv), das im Gegensatz zum Sympathikus für Erholung, Energieeinsparung und innere Ruhe zuständig ist. Dies bewirkt unter anderem:

- eine **Reduktion der Muskelspannung**,
- eine **Verlangsamung der Atmung und Herzfrequenz**,
- eine **Abnahme der zentralnervösen Erregung**,
- eine **Verbesserung der Reizverarbeitung** im Gehirn.

Gleichzeitig fördern Entspannungs- und Achtsamkeitstechniken psychologische Prozesse wie:

- **Stresswahrnehmung und Stressbewältigung**,
- **Emotionsregulation**,

- Achtsamkeit gegenüber körperlichen Vorboten von Tics,
- Förderung von Selbstakzeptanz und Gelassenheit.

Diese Kombination macht sie zu besonders wirksamen Methoden zur **Ergänzung verhaltenstherapeutischer oder medikamentöser Behandlungsstrategien.**

6.3.2 Bewährte Entspannungsverfahren

1. Progressive Muskelentspannung nach Jacobson (PMR):
– systematische Anspannung und Entspannung einzelner Muskelgruppen,
– hilft, Muskeltonus zu senken und Körperwahrnehmung zu verbessern,
– besonders wirksam bei somatischer Anspannung und nervösem Ticverhalten,
– leicht zu erlernen, auch für Kinder geeignet.

2. Autogenes Training:
– autosuggestive Übungen zur inneren Beruhigung („Mein rechter Arm ist schwer"),
– fördert vegetative Regulation und innere Ruhe,
– weniger geeignet für sehr junge Kinder oder Personen mit geringer Vorstellungskraft.

3. Atemübungen (z. B. 4–6–8-Atmung):
– bewusstes Lenken der Atmung zur Regulation von Anspannung und Impulsivität,

– gut integrierbar in Alltag und akute Stresssituationen,
– hilfreich zur Unterbrechung von Tic-Kaskaden oder prämonitorischem Spannungsanstieg.

4. Fantasiereisen, Klangtherapie, Körperwahrnehmungsübungen:
– insbesondere bei Kindern förderlich zur Stressreduktion und Selbstregulation,
– fördern positive emotionale Grundhaltung, z. B. durch Visualisierung von Sicherheit und Entspannung.

6.3.3 Achtsamkeit und achtsamkeitsbasierte Verfahren (Mindfulness)

Achtsamkeit ist ein psychologisches Konzept, das aus der buddhistischen Tradition stammt und heute in vielen psychotherapeutischen Verfahren integriert ist. Es beschreibt die Fähigkeit, **Gedanken, Gefühle und Körperempfindungen im gegenwärtigen Moment bewusst, nicht-wertend und akzeptierend wahrzunehmen**.

Bei Tourette-Patient*innen hilft Achtsamkeit dabei:

- prämonitorische Dranggefühle frühzeitig zu erkennen,
- automatisierte Tic-Reaktionen zu unterbrechen,
- nicht auf jeden inneren Impuls reflexhaft zu reagieren,
- die eigene Symptomatik mit weniger Selbstabwertung zu erleben.

Bewährte achtsamkeitsbasierte Verfahren:

- **MBSR (Mindfulness-Based Stress Reduction):**
  – 8-wöchiges Programm mit Meditation, Yoga und Körperwahrnehmung,
  – sehr gut geeignet für Jugendliche und Erwachsene.

- **MBCT (Mindfulness-Based Cognitive Therapy):**
  – Kombination von Achtsamkeit und kognitiver Therapie,
  – v. a. bei komorbider Depression oder Grübelneigung wirksam.

- **Mindful Tic Reduction (MTR):**
  – speziell für Tourette-Patient*innen entwickeltes Verfahren,
  – fokussiert auf Tic-Wahrnehmung und Umgang mit Dranggefühlen.

Die Integration von Achtsamkeit kann auch informell erfolgen, z. B. durch **achtsames Zähneputzen, achtsames Essen oder achtsames Gehen** im Alltag.

6.3.4 Wirksamkeit und Studienlage

Die Evidenz für Entspannungsverfahren ist **heterogen**, aber überwiegend **positiv**:

- **PMR und autogenes Training** zeigen in kleineren Studien **signifikante** Reduktionen der

subjektiven Belastung und des Tic-Drangs, insbesondere bei Kindern.

- **Achtsamkeitstechniken** führen zu einer **besseren Tic-Kontrolle durch gesteigerte Selbstwahrnehmung**.
- **Kombinierte Ansätze (CBIT + Entspannung)** sind wirksamer als Einzelmaßnahmen.
- **Stressreduktion** hat in mehreren Studien zu einer **nachhaltigen Symptomverbesserung** geführt – auch ohne direkte Tic-Beeinflussung.

Meta-analytisch belegen die Verfahren eine **mittlere Effektstärke für Stressreduktion und subjektives Wohlbefinden**, bei schwankenden Ergebnissen hinsichtlich objektiver Tic-Frequenz.

6.3.5 Praktische Umsetzung

Die Anwendung in der Praxis erfordert:

- **Einführung und Anleitung durch geschultes Fachpersonal** (z. B. Psycholog*innen*, Ergotherapeut*innen*),
- **individuelle Anpassung** an Alter, Motivation und kognitive Fähigkeiten,
- **Integration in den Alltag** durch kurze, regelmäßige Übungen (z. B. 10 Minuten täglich),

- **Kontinuität über mehrere Wochen** für nachhaltige Effekte,
- bei Kindern: **Einbindung der Eltern** zur Unterstützung und Co-Regulation.

Besondere Empfehlung: Kombination mit **Tic-Tagebüchern oder Stressprotokollen**, um Auslöser zu identifizieren und gezielte Techniken im Alltag einzusetzen.

6.3.6 Fazit

Entspannungsverfahren und Achtsamkeitstechniken bieten eine **niederschwellige, nebenwirkungsfreie Möglichkeit**, die Tic-Symptomatik indirekt zu beeinflussen und das psychophysische Gleichgewicht zu fördern. Sie stärken die **Selbstregulationsfähigkeiten**, verbessern die **Stressresistenz** und wirken sich positiv auf **Lebensqualität, Schlaf und emotionale Stabilität** aus.

Als **Teil multimodaler Therapiekonzepte** sind sie besonders dann empfehlenswert, wenn Tics **stressgetriggert** sind, wenn komorbide Angst- oder Spannungsstörungen bestehen oder wenn **pädagogische oder pharmakologische Maßnahmen allein nicht ausreichen**. Richtig eingeführt und konsequent angewandt, können sie ein **stabiles Fundament für langfristige Verbesserung** schaffen.

6.4 Ergotherapeutische und pädagogische Maßnahmen

Die Behandlung des Tourette-Syndroms erfordert nicht nur medizinische und psychotherapeutische Interventionen, sondern auch **alltagsnahe, handlungsorientierte und schulische Unterstützung**. Gerade bei Kindern und Jugendlichen sind **ergotherapeutische und pädagogische Maßnahmen** oft entscheidend, um die Auswirkungen der Tic-Störung auf Lernen, soziale Interaktion und Selbstständigkeit abzumildern.

Diese Maßnahmen zielen darauf ab, die **individuelle Handlungsfähigkeit, die sensorische Integration und die soziale Teilhabe** zu stärken – und dies unabhängig davon, ob Tics im Vordergrund stehen oder ob Komorbiditäten wie ADHS, Koordinationsprobleme oder emotionale Dysregulation mitbeteiligt sind.

6.4.1 Ergotherapie bei Tic-Störungen

Die **Ergotherapie** ist ein anerkanntes Heilmittel mit dem Ziel, Menschen dabei zu helfen, **ihre Handlungsfähigkeit im Alltag zu entwickeln, zu erhalten oder wiederzuerlangen**. Bei Kindern mit Tourette-Syndrom kann sie gezielt eingesetzt werden, um:

- **Alltagsfertigkeiten trotz motorischer Tics zu verbessern**,
- **Konzentration, Aufmerksamkeit und Ausdauer zu fördern**,

- **Stressbewältigung und Selbstregulation** zu unterstützen,
- die **sensorische Verarbeitung und Körperwahrnehmung** zu verbessern,
- die **psychosoziale Stabilität** zu erhöhen.

Typische Therapieinhalte:

- **Sensomotorisches Training:** z. B. Koordinations- und Gleichgewichtsübungen, feinmotorische Förderung bei Schreibproblemen
- **Verhaltenstherapeutisch orientierte Ansätze:** z. B. Strukturierungshilfen, Impulskontrolle
- **Soziale Kompetenzen und Selbstwerttraining:** z. B. Gruppenspiele, Rollenspiele
- **Stressbewältigung und Körperarbeit:** z. B. durch Massage, Atmung, Entspannungselemente
- **Elternberatung** zur Integration der Übungen in den Alltag

Ergotherapie wird in Deutschland **per ärztlicher Verordnung** durchgeführt und kann sowohl **in Praxen als auch im Schul- oder Kita-Umfeld** stattfinden.

6.4.2 Bedeutung der Pädagogik und schulischer Förderung

Da das Tourette-Syndrom meist im Schulalter beginnt und oft mit **Aufmerksamkeits-, Leistungs- und**

Verhaltensproblemen einhergeht, ist der pädagogische Bereich ein **zentrales Handlungsfeld der Versorgung**. Fehlendes Verständnis, negative Reaktionen von Lehrkräften und Mitschüler*innen sowie schulischer Leistungsdruck können die Tics verstärken oder sekundäre Probleme wie Schulverweigerung oder Angststörungen fördern.

Ziele der pädagogischen Maßnahmen:

- **Schaffung eines verständnisvollen, strukturierten Lernumfelds**
- **Individuelle Lern- und Pausengestaltung** zur Vermeidung von Überforderung
- **Reduktion von Leistungsdruck und Stresssituationen**
- **Aufklärung des Kollegiums und der Mitschüler*innen** (z. B. durch Schulprojekte)
- **Anpassung der Bewertungskriterien**, z. B. bei mündlicher Mitarbeit oder Schriftbild
- **Förderung sozialer Integration und Stärkung des Selbstwerts**

In Deutschland beispielsweise gibt es gemäß §35a SGB VIII sowie dem Kinder- und Jugendhilfegesetz verschiedene Wege, **integrative schulische Hilfen** umzusetzen (z. B. Schulbegleitung, Nachteilsausgleich, sonderpädagogische Förderung).

6.4.3 Interdisziplinäre Zusammenarbeit

Effektive ergotherapeutische und pädagogische Maßnahmen setzen eine **enge Vernetzung** mit anderen Behandlungsinstanzen voraus, darunter:

- Kinder- und Jugendpsychiatrie
- Psychotherapie / Verhaltenstherapie
- Schulpsychologischer Dienst
- Beratungslehrer*innen und Inklusionsbeauftragte
- Ergotherapeut*innen*, *Logopäd*innen, Sozialarbeiter*innen
- Eltern und ggf. Jugendhilfe

Ziel ist eine abgestimmte Förderung, bei der alle Beteiligten **einheitliche Strategien verfolgen, Symptome richtig interpretieren und gemeinsam auf Entwicklungsziele hinarbeiten.**

Beispiel: Ein Kind mit Schreibproblemen aufgrund von Hand-Tics erhält in der Ergotherapie ein Schreibtraining, während die Schule zeitgleich den Einsatz von **Laptop oder Diktatsoftware** gestattet und die Bewertung anpasst.

6.4.4 Förderung der Selbstständigkeit und Alltagsbewältigung

Ein wichtiger Fokus der Ergotherapie und Pädagogik liegt auf der Förderung von **Alltagskompetenzen**. Dazu gehören:

- **Selbstorganisation im Schulalltag:** z. B. strukturierte Arbeitspläne, visuelle Hilfen
- **Zeitmanagement und Hausaufgabenerledigung**
- **Erlernen sozialer Regeln** und Konfliktlösestrategien
- **Körperpflege und Selbstfürsorge**, v. a. bei begleitender Impulsivität oder Zwangssymptomen
- **Selbstwahrnehmung und -akzeptanz:** Umgang mit Tics vor anderen, Kommunikation über die Erkrankung

Hierbei helfen z. B. sogenannte **Alltagsprotokolle**, **Verhaltensverträge**, **Belohnungssysteme** oder auch **Peer-Coaching-Programme** im schulischen Umfeld.

6.4.5 Evaluation und wissenschaftliche Fundierung

Die wissenschaftliche Evidenz für ergotherapeutische und pädagogische Maßnahmen beim Tourette-Syndrom ist bislang **weniger umfangreich als für pharmakologische oder verhaltenstherapeutische Verfahren**, jedoch zunehmend belegt:

- **Einzelfallstudien und klinische Beobachtungen** bestätigen positive Effekte auf **Konzentration, Selbstvertrauen, motorische Planung und soziale Integration**.

- **Qualitative Studien** betonen den Wert einer **resilienzfördernden Haltung und beziehungsorientierten Pädagogik**.

- **Kooperationsstudien** zwischen Schulpsychologie und Psychiatrie zeigen Verbesserungen in **Schulleistung, Verhalten und emotionalem Wohlbefinden**, wenn eine abgestimmte Förderung erfolgt.

In der Praxis gilt: Auch wenn die Evidenzbasis teilweise noch begrenzt ist, zeigt die klinische Erfahrung, dass eine **gut strukturierte, interdisziplinär begleitete pädagogische Unterstützung** entscheidend sein kann für den Erfolg der gesamten Behandlung.

6.4.6 Fazit

Ergotherapeutische und pädagogische Maßnahmen sind **zentral für eine alltagsnahe, nachhaltige Versorgung von Kindern und Jugendlichen mit Tourette-Syndrom**. Sie helfen, **Kompetenzen zu stärken, Symptome alltagsgerecht zu bewältigen und Entwicklungsziele zu sichern** – unabhängig davon, ob die Tic-Symptomatik im Vordergrund steht oder nicht.

In der Kombination mit medikamentösen, psychotherapeutischen und psychoedukativen Maßnahmen schaffen sie die Grundlage für eine **inklusionsfähige, resilienzorientierte Therapie**, die nicht nur Symptome behandelt, sondern **Teilhabemöglichkeiten schafft und langfristige Stabilität fördert**.

6.5 Logopädie und Stimmtherapie bei vokalen Tics

Während motorische Tics häufiger im Fokus therapeutischer Maßnahmen stehen, können **vokale Tics** – also **Lautäußerungen wie Räuspern, Schnalzen, Brummen oder auch Koprolalie** – für viele Patient*innen besonders belastend sein. Sie sind oft **auffälliger, sozial stigmatisierender und schwieriger zu kontrollieren**. Vor allem im schulischen und beruflichen Kontext, aber auch im sozialen Miteinander, führen sie häufig zu **Scham, Rückzug und psychosozialer Isolation**.

Die **Logopädie (Sprachtherapie)** bietet bei diesen Symptomen einen spezialisierten Zugang, um **Stimmfunktion, Sprechausdruck, Atemkontrolle und kommunikative Teilhabe** gezielt zu verbessern. Dabei stehen weniger die Tics selbst im Vordergrund, sondern deren **funktionelle und psychosoziale Auswirkungen auf Stimme, Sprache und Kommunikation**.

6.5.1 Indikation für logopädische Interventionen

Logopädische und stimmtherapeutische Maßnahmen kommen insbesondere dann zum Einsatz, wenn:

- häufige vokale Tics zu Stimmüberlastung oder Stimmermüdung führen,
- die Kommunikationsfähigkeit im Alltag eingeschränkt ist,

- eine erhebliche Selbstunsicherheit im sprachlichen Ausdruck besteht,
- komorbide Sprach- oder Sprechstörungen (z. B. Artikulationsstörungen, Poltern) vorliegen,
- das soziale Umfeld (z. B. Schulklasse, Kollegium) negativ auf die Lautäußerungen reagiert,
- eine psychosoziale Isolation durch vokale Tics entsteht,
- Funktionseinschränkungen der Atmung, Phonation oder Resonanz bestehen (z. B. durch ständiges Räuspern, Schniefen, Pressen).

Die logopädische Therapie ist **nicht in erster Linie auf die Reduktion der Tics gerichtet**, sondern auf deren funktionelle Konsequenzen und die **Ressourcenstärkung im kommunikativen Bereich**.

6.5.2 Therapiebereiche und Methoden

Die logopädische Behandlung bei Tourette-Patient*innen mit vokalen Tics kann mehrere Schwerpunkte beinhalten:

1. Atemtherapie und Atemwahrnehmung

- Verbesserung der **Ruheatmung** und **sprechbegleitenden Atmung**,
- **Reduktion von Atemblockaden** durch Training der Bauchatmung,

- **Achtsamkeit für körperliche Anspannungen** im Bereich von Zwerchfell, Kehlkopf und Schultergürtel,
- Einsatz von Atemtechniken zur Entspannung und Selbstregulation (z. B. nach Coblenzer/Muhar oder Buteyko).

2. Stimmhygiene und Stimmtherapie

- Schulung eines ökonomischen **Stimmgebrauchs trotz belastender Lauttics**,
- Vermeidung von **Stimmverschleiß, Heiserkeit und Überbeanspruchung** (z. B. durch häufiges Schreien oder Pressen),
- Anwendung von **Resonanzübungen** (z. B. Summen, Nasalresonanz) zur Stimmökonomisierung,
- **Stimmstabilisierende Übungen** (z. B. Strohhalmphonation, semi-occluded vocal tract exercises).

3. Artikulation und Prosodie

- Förderung eines **flüssigen, verständlichen Sprechausdrucks**,
- ggf. Therapie von **komorbiden Störungen** wie Poltern, Lispeln oder Stottern,
- Training von **Sprechtempo, Betonung und Pausensetzung**,

- Einbezug von **Sprechsituationen mit erhöhtem Druck** (z. B. Referate, Vorstellungsgespräche).

4. Kommunikationstraining und Ausdrucksförderung

- Verbesserung des **selbstsicheren sprachlichen Auftretens**,
- **Reflexion über Kommunikation und soziale Wirkung** von Sprache,
- Aufbau von **Kommunikationsstrategien in schwierigen Situationen** (z. B. Umgang mit Rückfragen zu Tics),
- ggf. Rollenspiele, Videoanalyse oder Gruppentherapie.

6.5.3 Besonderheiten bei Kindern und Jugendlichen

Kinder und Jugendliche mit vokalen Tics profitieren besonders von einer **spielerischen, motivierenden und kindgerechten Herangehensweise**. Im Vordergrund stehen:

- Aufbau eines **wertschätzenden Vertrauensverhältnisses**,
- Einbezug kreativer Medien (z. B. Reime, Sprechverse, Atemspiele),
- positive Verstärkung bei **fortschrittlicher Körper- und Atemwahrnehmung**,
- **Integration der Eltern** in Übungen für zu Hause,

- Förderung von **sprachlicher Selbstwirksamkeit** und **emotionaler Entlastung**.

Für Jugendliche sind **kommunikationspsychologische Themen** wie Selbstsicherheit, soziale Akzeptanz und Selbstpräsentation besonders relevant.

6.5.4 Logopädie als Teil eines multimodalen Konzepts

Logopädische Maßnahmen sollten stets in einen **interdisziplinären Therapieplan** eingebettet sein. Sie können kombiniert werden mit:

- **Verhaltenstherapie (CBIT)** zur Kontrolle von prämonitorischen Dranggefühlen,
- **Entspannungsverfahren und Atemtechniken**,
- **Pharmakotherapie** bei stark belastenden Tics,
- **Ergotherapie** bei zusätzlichen motorischen oder sensorischen Auffälligkeiten,
- **Psychoedukation** zur Aufklärung über die Wirkung von Sprache und Kommunikation.

Ein enger Austausch mit Ärzt*innen, Psycholog*innen und Schulen ist hilfreich, um das Therapieumfeld ganzheitlich zu gestalten.

6.5.5 Studienlage und klinische Erfahrungen

Die evidenzbasierte Datenlage zur Wirksamkeit logopädischer Maßnahmen bei vokalen Tics ist bislang begrenzt, da die meisten Studien auf Verhaltenstherapie und Pharmakotherapie fokussieren. Dennoch zeigen **klinische Fallberichte und Praxisbeobachtungen**, dass:

- **gezielte Atem- und Stimmübungen** eine Reduktion der Stimmbelastung und eine Verbesserung der phonatorischen Ausdauer ermöglichen,
- Patient*innen durch **Reflexion über Lauttics** lernen, ihre Symptome besser einzuordnen und teilweise sogar zu kontrollieren,
- durch die Förderung von **kommunikativer Selbstsicherheit** das subjektive Belastungserleben deutlich sinkt,
- besonders bei **kombinierten Stimm- und Sprechstörungen** ein spürbarer Gewinn an Funktionalität und Lebensqualität erzielt wird.

Weitere Forschung ist notwendig, um standardisierte logopädische Interventionsprotokolle für Tourette-Patient*innen zu entwickeln und systematisch zu evaluieren.

6.5.6 Fazit

Logopädie und Stimmtherapie sind bei vokalen Tics – insbesondere bei **auffälliger Lautgebung, stimmlicher Überlastung oder Kommunikationshemmungen** – ein **wertvoller**

Bestandteil der interdisziplinären Behandlung. Sie ermöglichen eine gezielte Verbesserung der **Atem-, Stimm- und Sprechfunktion**, fördern die **soziale Teilhabe** und stärken das **kommunikative Selbstbewusstsein** der Betroffenen.

Auch wenn die Tics als solche meist nicht „weggesprochen" werden können, trägt die logopädische Arbeit dazu bei, ihre **Auswirkungen zu mildern, funktionelle Kompensationen zu etablieren und die sprachlich-kommunikativen Ressourcen zu aktivieren**, die für schulischen, beruflichen und sozialen Erfolg entscheidend sind.

6.6 Soziale Kompetenztrainings und Gruppentherapie

Menschen mit Tourette-Syndrom sehen sich häufig nicht nur mit ihren motorischen und vokalen Symptomen konfrontiert, sondern ebenso mit **sozialen Herausforderungen**, wie z. B. Ausgrenzung, Mobbing, Unsicherheit im sozialen Kontakt oder Kommunikationsschwierigkeiten. Die Ausprägung dieser Schwierigkeiten steht nicht selten in Zusammenhang mit der **gesellschaftlichen Wahrnehmung der Tics** – und mit einer möglicherweise bereits bestehenden **sozialen Unsicherheit oder Komorbidität**, wie etwa einer sozialen Phobie, Zwangsstörung oder ADHS.

Vor diesem Hintergrund nehmen **soziale Kompetenztrainings und Gruppentherapien** eine wichtige Rolle im nichtmedikamentösen Therapieangebot ein. Sie zielen auf den Erwerb und die Anwendung **sozialer, kommunikativer und emotionaler Fähigkeiten**, um die Lebensqualität,

Selbstsicherheit und gesellschaftliche Teilhabe der Betroffenen zu verbessern.

6.6.1 Ziele sozialer Kompetenztrainings

Soziale Kompetenztrainings verfolgen folgende zentrale Zielsetzungen:

- **Förderung sozial angemessenen Verhaltens** in verschiedenen Alltagssituationen (z. B. Schule, Freundeskreis, Beruf),
- **Abbau von Unsicherheiten, Scham und sozialer Rückzugsneigung,**
- **Stärkung von Selbstwertgefühl und Selbstbehauptung,**
- **Verbesserung der nonverbalen und verbalen Kommunikation,**
- **Förderung von Perspektivübernahme und Empathie,**
- **Training von Konfliktlösung und kooperativem Verhalten,**
- **Reflexion von Reaktionen auf die eigenen Tics und die von anderen.**

Durch gezielte Übungen, Rollenspiele und Rückmeldung lernen Teilnehmer*innen, **ihre soziale Wirkung einzuschätzen und situationsangemessen zu reagieren.**

6.6.2 Inhalt und Aufbau typischer Trainingsprogramme

Soziale Kompetenztrainings bestehen in der Regel aus mehreren strukturierten Sitzungen, die folgende Module beinhalten:

1. Wahrnehmung und Selbstreflexion

- Bewusstmachen eigener Stärken, Schwächen und Verhaltensweisen
- Auseinandersetzung mit dem eigenen Tic-Verhalten und dessen sozialer Bedeutung
- Arbeit mit Video-Feedback, Spiegelübungen oder Gruppendiskussionen

2. Kommunikationsverhalten

- Schulung von Blickkontakt, Körpersprache, aktives Zuhören
- Training von Gesprächsanfängen, Small Talk und Meinungsaustausch
- Erlernen von angemessener Intonation, Pausen, Feedback

3. Umgang mit Kritik und Ablehnung

- Rollenspiele zu typischen Konfliktsituationen
- Entwickeln von Bewältigungsstrategien bei Abwertung, Spott oder Rückweisung

- Einübung von Deeskalationsstrategien und Ich-Botschaften

4. Emotionsregulation und Impulskontrolle

- Erkennen eigener Gefühle und deren Ausdruck
- Strategien zur Emotionssteuerung bei Reizüberflutung oder Frustration
- Arbeit mit Ampelmodellen, Gefühls-Skalen oder Stressbällen

5. Selbstbehauptung und Grenzsetzung

- Durchsetzen eigener Bedürfnisse ohne Aggression
- Nein-Sagen, Positionieren, Grenzen formulieren
- Bewältigung sozialer Stressoren (z. B. Präsentationen, Gruppenarbeit)

6.6.3 Gruppentherapieformate bei Tourette

Gruppentherapie bietet Betroffenen die Möglichkeit, **unter Gleichbetroffenen** soziale Kompetenzen zu üben, sich auszutauschen und ein realistisches, entlastetes Selbstbild zu entwickeln. Dies ist besonders wertvoll, da viele Tourette-Betroffene unter **Stigmatisierungserfahrungen und sozialer Isolation** leiden.

Vorteile der Gruppentherapie:

- Normalisierungserleben („Ich bin nicht allein")

- **Peer-Learning** durch Beobachtung anderer
- **Übung realer sozialer Situationen** in geschütztem Rahmen
- **Rückmeldung** durch Gruppe und Leitung
- **Abbau von Vermeidungsverhalten**

Gruppenformate können beinhalten:

- **Reine Tourette-Gruppen** mit Fokus auf Tic-Symptomatik
- **gemischte Gruppen** mit ADHS, sozialen Ängsten oder Zwangsstörungen
- **alters- und entwicklungsspezifische Gruppen** (z. B. Kindergruppen, Jugendgruppen, Eltern-Kind-Gruppen)
- **Themenzentrierte Gruppen**, z. B. „Sicher auftreten in der Schule", „Umgang mit Hänseln", „Berufswahl mit Tourette"

Die Leitung sollte durch erfahrene Therapeut*innen mit Kenntnissen im Bereich neuropsychiatrischer Störungen erfolgen.

6.6.4 Evidenz und Wirksamkeit

Die wissenschaftliche Evidenz zu sozialen Kompetenztrainings bei Tourette ist noch im Aufbau, dennoch gibt es zahlreiche **positive klinische Erfahrungen** und **Studien aus**

verwandten Bereichen (z. B. ADHS, Autismus, soziale Phobie), die Übertragbarkeit nahelegen.

Ergebnisse zeigen:

- **Verbesserung der Selbst- und Fremdwahrnehmung**
- **Zunahme sozial erwünschten Verhaltens** in schulischen und familiären Situationen
- **Reduktion sozialer Angst und Vermeidungsverhalten**
- positive Effekte auf depressive Symptome und Selbstwert

Besonders nachhaltig wirken Trainings, wenn sie mit **praktischen Übungsphasen im Alltag**, z. B. in der Schule oder im Familienkontext, verbunden sind.

6.6.5 Integration in die Gesamtbehandlung

Soziale Kompetenztrainings und Gruppentherapien sollten **nicht isoliert**, sondern im Rahmen eines **multimodalen Gesamtkonzepts** eingesetzt werden. Sie lassen sich ideal kombinieren mit:

- **CBIT** (zur Tic-Kontrolle),
- **Psychoedukation** (zur Förderung des Selbstverständnisses),

- **Ergotherapie und Logopädie** (zur Alltagstauglichkeit),
- **Medikamentöser Therapie**, sofern notwendig.

Eltern können durch parallele **Elterntrainings** oder begleitende Gespräche einbezogen werden, um **Transfer und Verstärkung der erlernten Strategien im Alltag** zu sichern.

6.6.6 Fazit

Soziale Kompetenztrainings und Gruppentherapie bieten **wirksame, alltagsnahe Unterstützung** für Menschen mit Tourette-Syndrom, um ihre **sozialen Fertigkeiten zu stärken**, **Rückzugstendenzen zu überwinden** und ein **stabiles Selbstbild** zu entwickeln. Sie schaffen einen Raum für Übung, Reflexion und Begegnung, der vielen Betroffenen hilft, **Angst, Scham und Vermeidung durch Handlungskompetenz zu ersetzen**.

Als Baustein in einem ganzheitlichen Behandlungsansatz tragen sie entscheidend dazu bei, dass Menschen mit Tourette nicht nur ihre Symptome kontrollieren, sondern sich auch **sicher, selbstbewusst und sozial eingebunden** in ihrem Alltag bewegen können.

6.7 Tiergestützte Therapieformen und alternative Verfahren

In den letzten Jahren hat das Interesse an **komplementären und alternativen Therapieansätzen** für das Tourette-

Syndrom zugenommen. Viele Patient*innen – insbesondere Eltern betroffener Kinder – suchen nach ergänzenden Möglichkeiten, die über klassische Medizin und Verhaltenstherapie hinausgehen. Unter diesen Verfahren nehmen **tiergestützte Therapien** eine besondere Rolle ein, da sie auf **Beziehung, Motivation und nonverbaler Interaktion** basieren und oft eine **hohe Akzeptanz und emotionale Wirkung** entfalten.

Neben tiergestützten Ansätzen existieren auch weitere Verfahren, etwa aus dem Bereich der **Naturheilkunde, sensorischen Integration, künstlerischen Therapien oder spirituellen Praxis**, die in Einzelfällen begleitend eingesetzt werden.

6.7.1 Tiergestützte Therapieformen

Unter tiergestützten Therapien versteht man **systematisch geplante und zielgerichtete Interventionen mit Hilfe von Tieren**, bei denen ausgebildete Fachkräfte und speziell geschulte Tiere in die therapeutische Arbeit eingebunden werden. Die häufigsten Tiere in der Praxis sind **Hunde, Pferde, Lamas, Alpakas und Kleintiere** (z. B. Kaninchen, Meerschweinchen).

Wirkmechanismen tiergestützter Interventionen

Tiergestützte Therapie wirkt auf mehreren Ebenen:

- **Emotionale Regulation:** Der Kontakt mit Tieren wirkt beruhigend, angstlösend und stressreduzierend

– ein wichtiger Faktor, da Tics sich bei emotionaler Erregung häufig verstärken.

- **Aufmerksamkeitslenkung:** Tiere fördern die Konzentration auf das Hier und Jetzt, wodurch intrusive Gedanken und Tics vorübergehend in den Hintergrund treten können.

- **Motivation:** Viele Kinder und Jugendliche zeigen im tiergestützten Setting eine höhere Bereitschaft zur Mitwirkung.

- **Selbstwertstärkung:** Das Erleben von Akzeptanz durch das Tier – unabhängig von Tics oder sozialem Verhalten – unterstützt die Selbstannahme.

- **Soziale Förderung:** Die Interaktion mit dem Tier und anderen Teilnehmenden fördert Kommunikationsfähigkeit, Empathie und soziale Kompetenzen.

Beispiele für tiergestützte Interventionen

- **Therapiehunde-Einsatz:** In Einzel- oder Gruppensettings, etwa zur Förderung von Impulskontrolle, Emotionsregulation oder Körperwahrnehmung.

- **Reittherapie (Hippotherapie oder heilpädagogisches Reiten):** Stärkt Gleichgewicht, Muskeltonus, Rhythmusgefühl und Selbstvertrauen.

- **Tierpflege-Programme:** Fördern Verantwortung, Struktur, Handlungskompetenz und fördern Alltagsfähigkeit.

- **Therapeutisches Beobachten:** Beobachtungsübungen und Reflexion tierischen Verhaltens als Spiegel für eigenes emotionales Erleben.

Die Wirksamkeit basiert nicht auf einem direkten Einfluss auf Tics, sondern auf **Verbesserung des emotionalen und psychosozialen Milieus**, in dem Tics entstehen.

6.7.2 Evidenzlage tiergestützter Therapie

Die wissenschaftliche Studienlage zu tiergestützten Interventionen bei Tourette ist bislang **noch begrenzt**, jedoch existieren zahlreiche **positive Erfahrungsberichte** und **Einzelfallstudien**:

- Studien im Kontext von **ADHS, Autismus und Angststörungen** zeigen eine **signifikante Reduktion von Erregung, Unruhe und Aggression** – Symptome, die auch bei vielen Tourette-Patient*innen komorbid auftreten.

- Erste qualitative Untersuchungen deuten auf eine **verbesserte Selbstwahrnehmung, Stressverarbeitung und Therapieadhärenz** bei Kindern mit Tics hin.

- Positive Effekte auf **soziale Teilhabe und Schulerfolg** wurden in einzelnen Projekten dokumentiert.

In der Praxis wird die tiergestützte Therapie daher meist als **ergänzendes Verfahren** empfohlen, das **nicht kurativ**, aber **stabilisierend und unterstützend** wirkt.

6.7.3 Weitere alternative Verfahren

Neben tiergestützten Interventionen greifen einige Patient*innen und Familien auf weitere nicht-konventionelle Verfahren zurück. Die klinische Bewertung dieser Methoden ist teils kritisch, teils vielversprechend im Einzelfall.

1. Kunst- und Musiktherapie

- Fördern Ausdruck, Selbstregulation und Kreativität
- Ermöglichen nonverbale Verarbeitung von emotionalen Spannungen
- Weniger auf Tic-Reduktion, eher auf **Stimmungsstabilisierung und Selbstwertförderung** ausgerichtet

2. Sensorische Integrationstherapie

- Anwendung v. a. bei gleichzeitigen Wahrnehmungsstörungen
- Ziel: Verbesserung der Reizverarbeitung und Körperkoordination
- Möglicher indirekter Effekt auf Tics über verbesserte sensorische Filterleistung

3. Naturheilkunde (Phytotherapie, Homöopathie)

- Breite Anwendung, insbesondere in Elterninitiativen
- Bisher **keine wissenschaftliche Evidenz** für spezifische Wirksamkeit bei Tourette

- Placebo-Effekte, Erwartungshaltung und therapeutische Beziehung können jedoch subjektive Besserung unterstützen
- Kritisch zu sehen bei **Verzicht auf evidenzbasierte Behandlung**

4. Meditation und spirituelle Praxis

- Besonders bei Erwachsenen wirksam zur **Emotionsregulation, Akzeptanz und innerer Stabilität**
- Formen wie **kontemplative Meditation, Atemachtsamkeit oder Yoga** können zur Tic-Modulation beitragen
- Risiko der Überforderung bei Kindern oder Personen mit Zwangssymptomen

6.7.4 Indikation, Grenzen und ethische Aspekte

Geeignet sind alternative Verfahren insbesondere für:

- ergänzende Nutzung neben Verhaltenstherapie oder Pharmakotherapie,
- Patient*innen mit hoher Affinität zu Natur oder Tieren,
- Kinder mit starker affektiver oder motivationaler Beteiligung,
- Patient*innen mit multiplen psychosozialen Belastungen,

- Situationen, in denen klassische Therapieformen ausgeschöpft oder nicht zugänglich sind.

Grenzen ergeben sich durch:

- fehlende wissenschaftliche Evidenz,
- nicht überprüfbare Wirkhypothesen,
- Kostenübernahmeproblematik,
- Gefahr der „Therapieverzögerung" durch alleinige Anwendung alternativer Methoden.

Es ist aus ethischer Sicht essenziell, Patient*innen und Angehörige **transparent und differenziert über Wirkung, Evidenz und Grenzen alternativer Verfahren** aufzuklären – ohne diese per se abzuwerten, aber auch ohne falsche Erwartungen zu schüren.

6.7.5 Fazit

Tiergestützte Therapieformen und alternative Verfahren stellen **ergänzende Bausteine** in der ganzheitlichen Versorgung von Menschen mit Tourette-Syndrom dar. Sie entfalten ihre Wirkung **indirekt über emotionale, soziale und motivationale Prozesse**, nicht über eine gezielte Beeinflussung der neurologischen Tic-Pathophysiologie.

Richtig eingesetzt, können sie die **Lebensqualität verbessern, die Therapieakzeptanz fördern, Stress abbauen und Ressourcen aktivieren** – besonders in einem Kontext, der ganzheitliches, interdisziplinäres und individuell abgestimmtes Handeln erfordert.

6.8 Digitale Therapieangebote und Online-Selbsthilfetools

Die fortschreitende Digitalisierung des Gesundheitswesens eröffnet auch im Bereich der neuropsychiatrischen Störungen – und damit in der Behandlung des Tourette-Syndroms – neue Möglichkeiten der **Versorgung, Schulung, Therapieunterstützung und Selbsthilfe**. Digitale Interventionen können **zeitlich flexibel, ortsunabhängig und kosteneffizient** eingesetzt werden und bieten damit wichtige Ergänzungen zur klassischen Face-to-Face-Therapie.

Gerade in Regionen mit unzureichender Versorgungslage, langen Wartezeiten oder eingeschränkter Mobilität stellen **digitale Therapieangebote und Online-Tools** eine Chance dar, **Zugang zu evidenzbasierten Maßnahmen** zu schaffen. Auch die hohe Technikaffinität vieler junger Betroffener unterstützt die Akzeptanz und Integration digitaler Formate.

6.8.1 Typen digitaler Angebote bei Tourette

Digitale Tools und Therapieangebote lassen sich in verschiedene Kategorien unterteilen:

1. **Online-Therapieprogramme (Webbasierte Selbsthilfe)**

- Meist strukturiert nach Modulen, mit psychoedukativen Inhalten, Übungen und Fortschrittsverfolgung

- Teilweise begleitet durch Fachpersonal (Blended-Care-Ansatz), teilweise als reine Selbsthilfe
- Beispiel: Online-Programme auf Basis von CBIT (z. B. „TicHelper.com")
- Einsatz v. a. bei leichten bis moderaten Symptomen, als Einstieg oder Begleitung

2. Smartphone-Apps

- Ziel: Unterstützung im Alltag durch Übungen, Tagebuchfunktionen, Erinnerungshilfen
- Beispiele:
  - **TicTrack**: App zur Erfassung und Auswertung von Tic-Frequenz und -Intensität
  - **HabitAware Keen**: Smart-Armband zur Detektion und Unterbrechung von Tics durch Vibrationsfeedback
  - **CBIT-Coach (Pilotstudien USA)**: App-basierte Anwendung von Habit-Reversal-Techniken
- Vorteile: niederschwellig, mobil, selbststeuerbar

3. Online-Psychoedukation

- Videobasierte Schulungen, Animationen, Infografiken und Kurse
- Zielgruppe: Patient*innen, Angehörige, Lehrkräfte

- Plattformen: YouTube-Kanäle von Kliniken oder Selbsthilfeverbänden, Websites wie „tourette.de"
- Inhalte: Was sind Tics? Wie wirkt Verhaltenstherapie? Was hilft im Alltag?

4. Teletherapie und Videokonferenzen

- Direkte psychotherapeutische Behandlung über Video (z. B. CBIT via Zoom)
- Evidenz: vergleichbar wirksam wie Präsenztherapie bei entsprechender Technik und Anleitung
- Vorteil: Besonders wichtig bei Mobilitätseinschränkungen oder Versorgungslücken

5. Online-Selbsthilfegruppen und Foren

- Austausch unter Betroffenen, Peer-Support, Erleben von Solidarität
- Plattformen: Foren (z. B. Tourette-Forum), Facebook-Gruppen, Discord-Communities
- Kritischer Punkt: Qualitätssicherung und Risikomanagement (z. B. bei Falschinformationen)

6.8.2 Wirksamkeit und Evidenzlage

Die Forschung zur Wirksamkeit digitaler Tools im Bereich Tourette befindet sich im Aufbau, ist aber vielversprechend:

- **CBIT-Online-Programme** zeigen in ersten Studien **vergleichbare Effekte** wie klassische Einzeltherapie, insbesondere bei Jugendlichen mit guter Selbstmotivation

- Apps mit **Feedbacksystemen (z. B. Vibrationsarmbänder)** können helfen, Tics frühzeitig wahrzunehmen und zu unterbrechen

- **Psychoedukative Online-Inhalte** steigern Wissen, Akzeptanz und Motivation zur Behandlung

- **Teletherapie** mit verhaltenstherapeutischem Fokus ist bei Tourette **mindestens gleichwertig** zur Präsenzbehandlung in Bezug auf Effektivität und Patientenzufriedenheit

Wichtig ist eine **professionelle Begleitung, Strukturierung und Qualitätssicherung**, um die Vorteile digitaler Medien voll auszuschöpfen.

6.8.3 Chancen und Vorteile

Digitale Angebote bieten gegenüber traditionellen Formaten mehrere entscheidende Vorteile:

- **Ortsunabhängigkeit und Flexibilität**

- **Kosteneffizienz und Zeitersparnis**

- **Selbstwirksamkeit und Empowerment** der Betroffenen

- **Individualisierung** durch adaptives Feedback, personalisierte Inhalte
- **Stigmavermeidung**, da Therapien auch ohne öffentlich sichtbaren Kontakt erfolgen können
- **Niederschwelliger Einstieg** in therapeutisches Handeln
- **Skalierbarkeit** für große Patientengruppen

Gerade für Jugendliche und technikaffine Erwachsene bieten diese Angebote eine Form der **therapeutischen Alltagsintegration**, die klassische Formate sinnvoll ergänzt.

6.8.4 Herausforderungen und Grenzen

Trotz ihrer Potenziale sind digitale Tools nicht frei von Risiken und Einschränkungen:

- **Qualitätsunterschiede**: Nicht alle Angebote sind evidenzbasiert oder professionell entwickelt
- **Fehlende Diagnosesicherung** bei rein digitalen Programmen
- **Risiko von Überforderung oder Unterforderung** bei unbegleiteter Nutzung
- **Technikabhängigkeit und Datenschutzfragen**
- **Mangelnde emotionale Tiefe und Beziehungskontinuität** in rein digitalen Formaten

- Keine Ersatzleistung bei schweren Komorbiditäten oder komplexer psychosozialer Lage

Digitale Anwendungen sollten daher **nicht als Ersatz**, sondern als **Ergänzung** zu qualifizierter medizinisch-psychotherapeutischer Betreuung verstanden werden.

6.8.5 Integration in multimodale Therapieansätze

Digitale Tools entfalten ihren größten Nutzen, wenn sie **gezielt und strukturiert in multimodale Therapiekonzepte integriert** werden, etwa:

- als **Übungstool zwischen Therapiesitzungen**,
- als **Begleitung während Wartelistenzeiten**,
- als **Verlaufsdokumentation und Selbstbeobachtungshilfe**,
- als Mittel zur **Förderung der Therapietreue**,
- zur **Einbindung von Eltern und Angehörigen** durch vernetzte Tools.

Therapeut*innen können ihre Patient*innen aktiv bei der Auswahl und Anwendung geeigneter Angebote begleiten und so die **digitale Selbsthilfe in das therapeutische Geschehen einbetten**.

6.8.6 Fazit

Digitale Therapieangebote und Online-Selbsthilfetools eröffnen für Menschen mit Tourette-Syndrom neue Wege zu **Information, Therapie und Selbstunterstützung**. Sie ermöglichen einen **flexiblen, niedrigschwelligen und oft motivierenden Zugang** zu etablierten Behandlungsstrategien – vor allem in Zeiten wachsender Wartezeiten und begrenzter Ressourcen im Gesundheitssystem.

Richtig eingesetzt, können sie die Effektivität klassischer Verfahren ergänzen, die **Behandlungsreichweite vergrößern**, **Selbstwirksamkeit stärken** und **Partizipation fördern**. Dabei bleibt entscheidend, dass Qualität, Evidenz und ärztlich-therapeutische Einbettung gewährleistet sind.

6.9 Sport- und Bewegungstherapie

Körperliche Aktivität gehört zu den grundlegendsten menschlichen Ausdrucksformen und beeinflusst Gesundheit, Wohlbefinden und psychische Stabilität maßgeblich. Für Menschen mit Tourette-Syndrom – insbesondere Kinder und Jugendliche – kann Sport nicht nur zur **körperlichen Fitness und Integration in soziale Gruppen**, sondern auch zur **Regulation von Stress und Spannungszuständen** beitragen, die mit der Tic-Symptomatik in Verbindung stehen.

Sport- und Bewegungstherapie umfasst gezielte körperliche Aktivitäten im Rahmen eines therapeutischen Settings oder als bewusste gesundheitsförderliche Maßnahme im Alltag. Sie ergänzt bestehende psychotherapeutische und medizinische Behandlungsformen und kann insbesondere dann hilfreich sein, wenn Symptome stressgetriggert auftreten oder eine ausgeprägte **motorische Unruhe** vorliegt – z. B. bei komorbider ADHS-Symptomatik.

6.9.1 Wirkmechanismen von Bewegung bei Tourette

Sport und Bewegung beeinflussen Tourette-relevante Parameter auf mehreren Ebenen:

- **Neurobiologisch:** Körperliche Aktivität wirkt regulierend auf das **dopaminerge System**, das beim Tourette-Syndrom eine zentrale Rolle spielt. Es fördert zudem die Ausschüttung von **Serotonin, Noradrenalin und Endorphinen**, was zu **Stimmungsstabilisierung und Stressreduktion** beiträgt.

- **Psychologisch:** Bewegung bietet **Ablenkung, konstruktive Entladung** motorischer Energie und ein Gefühl von **Selbstwirksamkeit**. Dies kann helfen, das Auftreten von Tics zu modulieren oder deren subjektive Belastung zu reduzieren.

- **Sozial:** Sport fördert **Teamfähigkeit, soziale Integration und Regelverhalten** – zentrale Kompetenzen, die bei Kindern mit Tourette häufig besonders gefordert sind.

- **Kognitiv:** Bewegung verbessert **Konzentration, Impulskontrolle und exekutive Funktionen** – vor allem bei gleichzeitigem ADHS.

6.9.2 Sportarten mit therapeutischem Potenzial

Grundsätzlich ist **jede regelmäßige körperliche Aktivität positiv zu bewerten**, jedoch bieten bestimmte Sportarten und Bewegungsformen besondere Vorteile bei Tourette:

1. **Ausdauersportarten**

- Laufen, Schwimmen, Radfahren, Rudern
- Wirken **angstlösend, stressmindernd und konzentrationsfördernd**
- Fördern die **körperliche Koordination und Ausdauer**

2. **Kampfsport und Budotechniken**

- Karate, Judo, Aikido, Taekwondo
- Vermitteln **Disziplin, Selbstkontrolle und Respekt**
- Trainieren **Spannungsregulation, klare Strukturen und Körperbeherrschung**
- Besonders geeignet für Jugendliche mit Impulskontrollstörungen

3. **Tanz- und Rhythmusangebote**

- Z. B. Hip-Hop, Ausdruckstanz, Zumba
- Verbinden Bewegung mit Musik und Kreativität
- Fördern **Körperwahrnehmung und Selbstakzeptanz**

4. Klettern und Bouldern

- Verbinden physische Anstrengung mit mentaler Konzentration
- Fördern Mut, Ausdauer und Selbstüberwindung
- Besonders wirksam zur **Reduktion innerer Anspannung**

5. Yoga und Qi Gong

- Kombination aus Bewegung, Atmung und Achtsamkeit
- Positive Effekte auf **Stressregulation und Muskeltonus**
- Eher für ältere Kinder, Jugendliche und Erwachsene geeignet

6.9.3 Strukturierte Bewegungstherapie im klinischen Setting

Neben freizeitorientiertem Sport bieten auch **bewegungstherapeutische Maßnahmen im Rahmen von Reha, Ergotherapie oder Klinikaufenthalten** spezifische Interventionen für Tourette-Patient*innen:

- **Einzel- oder Gruppentherapie** unter Anleitung von Sport- oder Bewegungstherapeut*innen
- **Zielgerichtete Übungen zur Muskelkontrolle, Koordination, Atmung**

- Integration von Entspannungselementen (z. B. progressive Muskelrelaxation in Bewegung)
- **Reflexion von Körpererleben und Symptomverhalten**

Solche Programme können individualisiert an die Belastbarkeit und Symptomatik der Betroffenen angepasst werden und eignen sich besonders bei **hoher motorischer Symptomatik oder mangelndem Zugang zu regulärem Sportangebot.**

6.9.4 Empfehlungen für Alltag und Schule

Im schulischen und häuslichen Kontext können folgende Maßnahmen zur Förderung der Bewegungskompetenz beitragen:

- **Individuelle Förderung im Sportunterricht**, z. B. bei hoher Tic-Frequenz oder Impulsivität
- **Integration bewegter Pausen**, Bewegungsübungen im Klassenzimmer
- **Nutzung von Bewegung zur Emotionsregulation** (z. B. kurze Laufintervalle bei Anspannung)
- **Einbindung in Sportvereine mit sensibilisierten Trainer*innen**
- **Belohnungssysteme für körperliche Aktivität** als Motivationshilfe

Eltern und Lehrkräfte sollten **Tics nicht als Hindernis für Sport** betrachten, sondern Bewegung als **Teil der Lösung** begreifen.

6.9.5 Studienlage und klinische Erfahrungen

Die wissenschaftliche Evidenz für Sport- und Bewegungstherapie beim Tourette-Syndrom ist bislang begrenzt, zeigt aber wachsendes Interesse:

- Erste Studien deuten auf eine **Reduktion der Tic-Frequenz während und nach körperlicher Aktivität** hin
- Körperliche Bewegung verbessert laut klinischer Beobachtung **Schlafqualität, Affektregulation und Verhalten**
- In Kombination mit Verhaltenstherapie kann Sport das **Lernen von Tic-Kontrollstrategien erleichtern**
- Viele Tourette-Betroffene berichten subjektiv über eine **spürbare Verbesserung des Wohlbefindens und der Selbstregulation**

Langfristig angelegte Studien zu **Dosis-Wirkungs-Beziehungen, geeigneten Bewegungsformen und nachhaltigen Effekten** stehen jedoch noch aus.

6.9.6 Fazit

Sport- und Bewegungstherapie bietet für Menschen mit Tourette-Syndrom eine **niederschwellige, wirksame und ganzheitliche Möglichkeit**, ihre körperliche, psychische und soziale Gesundheit zu fördern. Durch gezielte körperliche Aktivität lassen sich **Stress abbauen, Impulse regulieren, Selbstwertgefühl stärken und soziale Kompetenzen entwickeln**.

Ob in strukturierten Therapieprogrammen, im Freizeitsport oder im schulischen Alltag – Bewegung sollte **nicht als Belastung oder Risiko**, sondern als **ressourcenorientierter Therapiebaustein** betrachtet werden, der individuell angepasst einen wertvollen Beitrag zur Symptomreduktion und Lebensqualität leisten kann.

6.10 Ernährung und Lebensstilfaktoren

Das Tourette-Syndrom wird primär als neuropsychiatrische Störung betrachtet, deren Ausprägung durch genetische, neurobiologische und psychologische Faktoren beeinflusst wird. Dennoch ist inzwischen gut belegt, dass auch **allgemeine Lebensstilfaktoren** – insbesondere Ernährung, Schlafqualität, Reizverarbeitung, Stressmanagement und Tagesrhythmus – das Symptomgeschehen **indirekt, aber bedeutsam modulieren** können. Dies gilt nicht nur für Tics selbst, sondern auch für die häufig begleitenden Symptome wie Impulsivität, Konzentrationsschwäche, Reizbarkeit oder emotionale Dysregulation.

Ein bewusster, gesundheitsorientierter Lebensstil kann daher als **unterstützender Faktor in der multimodalen Therapie** des Tourette-Syndroms betrachtet werden – auch wenn er keine kausale oder kurative Wirkung entfaltet.

6.10.1 Ernährung und Tourette: Zwischen Evidenz und Erfahrungswert

Die wissenschaftliche Datenlage zur Rolle der Ernährung beim Tourette-Syndrom ist **nicht eindeutig**, aber zunehmend Gegenstand von Forschungsinteresse. Einige Patient*innen berichten, dass bestimmte Lebensmittel oder Substanzen die Tics verstärken oder abschwächen, was zu vielfältigen diätetischen Empfehlungen geführt hat – von Zucker- und Farbstoffvermeidung bis zu speziellen Eliminationsdiäten.

Aktuelle Erkenntnisse:

- **Zucker und raffiniert verarbeitete Kohlenhydrate**: Können kurzfristig zur **Steigerung innerer Unruhe oder Reizbarkeit** führen, insbesondere bei komorbidem ADHS. Eine Reduktion stark zuckerhaltiger Speisen ist allgemein empfehlenswert.

- **Künstliche Farb- und Konservierungsstoffe**: Einzelne Studien legen nahe, dass **bestimmte synthetische Zusätze** (v. a. Tartrazin, Natriumbenzoat) bei empfindlichen Kindern die Symptomatik verstärken können. Die Evidenz ist nicht eindeutig, aber bei individuellen Reaktionen kann ein Versuch der Eliminierung sinnvoll sein.

- **Koffein und stimulierende Substanzen**: Können bei manchen Betroffenen zu **Tic-Exazerbation oder Schlafproblemen** führen. In moderater Dosierung ist Koffein aber nicht grundsätzlich kontraindiziert.

- **Omega-3-Fettsäuren**: Einige kleinere Studien deuten auf **positive Effekte auf Aufmerksamkeitsfunktionen, Impulskontrolle und Emotionsregulation** hin. Eine ausreichende Versorgung über fettreichen Fisch oder hochwertige Supplemente wird empfohlen.

- **Mikronährstoffe (z. B. Magnesium, Zink, Vitamin B6)**: Einzelne Studien untersuchen den Zusammenhang mit Tic-Symptomatik. Die Ergebnisse sind bisher nicht konsistent, ein klinisch relevanter Mangel sollte jedoch ausgeschlossen werden.

- **Gluten, Milchprodukte und Eliminationsdiäten**: Derzeit **keine Evidenz für eine kausale Beziehung** zu Tourette. Radikale Diäten sollten nur bei nachgewiesener Unverträglichkeit oder unter fachlicher Begleitung durchgeführt werden.

Insgesamt gilt: Eine **ausgewogene, vollwertige, entzündungsarme Ernährung**, reich an frischem Gemüse, Ballaststoffen, hochwertigen Fetten und komplexen Kohlenhydraten, unterstützt **das allgemeine Wohlbefinden** – und damit auch indirekt die Tic-Kontrolle.

6.10.2 Schlaf und Erholungsphasen

Ein gesunder Schlaf ist für die **neuronale Reizverarbeitung, die Emotionsregulation und die körperliche Regeneration** essenziell – Prozesse, die bei Menschen mit Tourette häufig gestört sind. Viele Betroffene berichten über:

- Einschlafstörungen oder Durchschlafprobleme
- Tic-Verstärkung in der Einschlafphase
- Tagesmüdigkeit, Reizbarkeit und Konzentrationsprobleme

Empfohlene Maßnahmen:

- **Feste Schlafenszeiten und gleichbleibender Rhythmus,** auch am Wochenende
- **Reduktion von Bildschirmzeit** vor dem Schlafengehen
- **Atemübungen oder Entspannungsrituale** zur Abendroutine
- ggf. **Behandlung begleitender Schlafstörungen** (z. B. durch Verhaltenstherapie oder medikamentöse Ansätze)

Schlafhygiene gilt als **wesentlicher Baustein der Lebensstilmodifikation,** da Schlafmangel oder Dysrhythmie Tics in vielen Fällen verstärken können.

6.10.3 Bildschirmzeit, digitale Medien und Stressregulation

Digitale Medien sind aus dem Alltag von Kindern, Jugendlichen und Erwachsenen kaum wegzudenken. Gleichzeitig mehren sich Hinweise darauf, dass **übermäßige Bildschirmnutzung mit Reizüberflutung, motorischer Unruhe, Konzentrationsstörungen und emotionaler Instabilität** einhergehen kann – Symptome, die auch beim Tourette-Syndrom relevant sind.

Risiken übermäßiger Mediennutzung:

- **Verstärkte Impulsivität und Aggression** bei actionreichen Inhalten
- **Verlust von Struktur und Aktivitätsrhythmus**
- **Vermeidung sozialer Kontakte durch mediale Ersatzwelten**
- **Tic-Zunahme bei hoher emotionaler Erregung** (z. B. durch Videospiele)

Empfehlungen:

- Altersgerechte und **zeitlich limitierte Bildschirmzeiten**
- Medienkonsum **gemeinsam mit Bezugspersonen reflektieren und begleiten**
- Strukturierter Tagesplan mit **Bewegungspausen und analogen Aktivitäten**

- Förderung medienfreier Zeiten zur Entlastung des Nervensystems

6.10.4 Tagesstruktur, Routinen und Selbstfürsorge

Menschen mit Tourette profitieren oft von **klaren Tagesstrukturen**, in denen **Vorhersehbarkeit, Rhythmus und Handlungskontrolle** vermittelt werden. Unstrukturiertheit, Reizvielfalt und hektische Übergänge hingegen verstärken häufig die Symptomatik.

Hilfreiche Elemente im Alltag:

- **Visualisierte Tagespläne**, z. B. durch Symbole, Farbcodes oder Apps
- **Rituale zur Selbstregulation**, z. B. feste Pausenzeiten, Bewegungsübungen
- **Verankerung positiver Gewohnheiten** (z. B. Trinken, Atmen, kurze Entspannung)
- **Förderung von Selbstwirksamkeit** durch überschaubare Aufgaben mit Erfolgserleben
- Unterstützung durch **Coaching, Ergotherapie oder Familienberatung**, um Routinen gemeinsam zu entwickeln

Ziel ist eine **förderliche Lebensumwelt**, die nicht nur Symptome puffert, sondern **individuelle Ressourcen aktiviert**.

6.10.5 Fazit

Ernährung und Lebensstilfaktoren beeinflussen das Tourette-Syndrom **nicht ursächlich**, aber **relevant im Hinblick auf Symptomintensität, Alltagstauglichkeit und psychophysische Stabilität**. Eine ausgewogene Ernährung, gesunde Schlafgewohnheiten, kontrollierte Mediennutzung und strukturierte Tagesabläufe können die **Selbstregulation unterstützen, Tic-Auslöser minimieren** und die **allgemeine Lebensqualität verbessern**.

Sie stellen daher ein wichtiges ergänzendes Modul innerhalb multimodaler Behandlungsstrategien dar – mit dem Potenzial, Betroffene zur aktiven Mitgestaltung ihres Gesundheitsverhaltens zu befähigen und das Gefühl von **Kontrolle und Selbstfürsorge** zu stärken.

6.11 Behandlung komorbider Störungen im Kontext der Tic-Symptomatik

Das Tourette-Syndrom tritt selten isoliert auf. Die Mehrheit der Betroffenen zeigt **komorbide psychische oder neuroentwicklungsbedingte Störungen**, die mitunter deutlich schwerwiegender sind als die Tics selbst. Laut Studienlage weisen **mehr als 80 %** der diagnostizierten Tourette-Patient*innen mindestens eine komorbide Erkrankung auf – häufig **Aufmerksamkeitsdefizit-/Hyperaktivitätsstörungen (ADHS), Zwangsstörungen (OCD), Angststörungen, Depressionen, Lernstörungen** oder **autismusnahe Symptome**.

Diese Komorbiditäten bestimmen nicht nur die **klinische Ausprägung und den Verlauf**, sondern auch die **Therapieplanung, Priorisierung und Langzeitprognose**. Eine erfolgreiche Behandlung des Tourette-Syndroms erfordert daher immer die **differenzierte Erfassung, Bewertung und Mitbehandlung komorbider Störungen**.

6.11.1 Diagnostische Einordnung und Differenzialdiagnose

Die Erfassung komorbider Störungen ist von zentraler Bedeutung und erfolgt idealerweise durch:

- **standardisierte Diagnostikverfahren** (z. B. klinische Interviews, Fragebögen, Verhaltensbeobachtungen),

- **detaillierte Anamnese** zu Symptombeginn, Verlauf, situativen Auslösern und Wechselwirkungen,

- **Abgrenzung zwischen Tic-bedingtem Verhalten und anderen Störungsbildern**, etwa zwischen zwanghaftem Verhalten und komplexen motorischen Tics, oder zwischen Hyperaktivität und Tic-getriebener Anspannung.

Ein häufiges klinisches Problem ist die **Symptomüberlappung**, z. B. bei Impulsivität (ADHS) vs. Reizreaktion auf Tics, oder repetitiven Bewegungen (Autismus vs. Tics). Die **Unterscheidung anhand der Intention, Funktionalität und situativen Auslösbarkeit** ist hier entscheidend.

6.11.2 Behandlung von ADHS im Kontext von Tourette

ADHS ist die häufigste Komorbidität beim Tourette-Syndrom. Die Störung beginnt meist im frühen Kindesalter und manifestiert sich durch:

- **Aufmerksamkeitsstörungen**,
- **Impulsivität**,
- **motorische Unruhe**.

Bei gleichzeitiger Tic-Symptomatik besteht oft die Sorge, dass eine medikamentöse Behandlung mit Stimulanzien die Tics verstärken könnte. Studien zeigen jedoch, dass:

- **Methylphenidat und Amphetaminsalze** in der Regel **keine klinisch relevante Tic-Verschlechterung** verursachen,
- im Gegenteil: **eine Verbesserung der ADHS-Symptome** kann sekundär auch die Tics mildern (z. B. durch reduzierte Reizüberflutung, verbesserte Impulskontrolle),
- **atomoxetin**, ein nicht-stimulierendes ADHS-Medikament, kann eine sinnvolle Alternative darstellen.

Eine **priorisierte Behandlung des ADHS** ist angezeigt, wenn die Aufmerksamkeits- oder Verhaltensprobleme **das Alltags- und Sozialverhalten dominieren**, unabhängig vom Ausmaß der Tics.

6.11.3 Behandlung von Zwangsstörungen (OCD)

Zwangsstörungen sind die zweithäufigste Komorbidität. Es kommt oft zu einer klinischen Überlappung mit sogenannten „**Tic-verwandten Zwängen**", also repetitiven Handlungen mit motorischen oder vokalen Komponenten, die schwer vom Tic-Phänomen abzugrenzen sind.

Typische Merkmale:

- **Gedankenzwänge (obsessions)** und/oder **Handlungszwänge (compulsions)**,
- erheblicher **innerer Druck und Angstvermeidungsmotive**,
- hohe **Beeinträchtigung im Alltag**.

Die Therapie orientiert sich an den Leitlinien für OCD:

- **kognitive Verhaltenstherapie mit Exposition und Reaktionsverhinderung (ERP)** ist Goldstandard,
- **SSRI** (z. B. Fluoxetin, Sertralin) bei schwerem Verlauf indiziert,
- bei Mischsymptomatik: **enge Koordination mit Tic-Therapie**, um Überforderung zu vermeiden.

Bei Tourette-assoziierten Zwängen sind **differenzierte Fallformate** mit kombinierten Strategien aus Tic-Management und Zwangsbehandlung besonders wirksam.

6.11.4 Behandlung von Angststörungen und Depressionen

Angststörungen und **depressive Störungen** sind bei älteren Kindern, Jugendlichen und Erwachsenen mit Tourette häufig, vor allem als **sekundäre Reaktionen auf Ablehnung, Isolation und chronische Belastung**.

Behandlungsschwerpunkte:

- **Psychotherapeutische Interventionen**, insbesondere **kognitive Verhaltenstherapie**,
- **Psychoedukation** über den Zusammenhang von **Stress, Anspannung und Tic-Verstärkung**,
- ggf. medikamentöse Unterstützung mit **SSRIs** bei mittelgradiger bis schwerer Symptomatik,
- Aufbau von **sozialer Kompetenz, Selbstwert und Coping-Strategien** im Alltag.

Frühzeitige Intervention ist wichtig, um **chronische Entwicklungslinien und Schulvermeidung** zu verhindern.

6.11.5 Komorbiditäten im Autismus-Spektrum und Lernstörungen

Einige Tourette-Patient*innen zeigen **autismusnahe Symptome** – z. B. in Form von sozialer Interaktionsproblematik, sensorischer Überempfindlichkeit oder Spezialinteressen. Ebenso sind **Teilleistungsstörungen** (z. B. Lese-Rechtschreib-Störung, Dyskalkulie) überrepräsentiert.

Behandlung umfasst:

- spezifische Förderdiagnostik,
- heilpädagogische Förderung oder schulische Hilfen,
- ggf. **Förderung sozial-kommunikativer Fähigkeiten** in Gruppenprogrammen,
- interdisziplinäre Zusammenarbeit mit Schulpsychologie, Ergotherapie, Logopädie.

Ziel ist nicht die „Normalisierung", sondern die **ressourcenorientierte Begleitung** und Schaffung eines **förderlichen Entwicklungsumfelds**.

6.11.6 Therapeutische Priorisierung und Behandlungskaskade

In der Praxis stellt sich häufig die Frage: **Welche Symptomatik behandeln wir zuerst?** Hier gilt:

- Die **subjektiv oder funktional am meisten beeinträchtigende Störung** sollte **zuerst adressiert werden**.
- **Komorbiditäten mit hohem Leidensdruck, Schulversagen oder sozialen Einschränkungen** (z. B. ADHS, Zwang) haben Priorität vor milden Tics.
- Die Behandlung **komorbider Störungen kann sekundär zu einer Tic-Reduktion führen**, auch wenn Tics nicht direkt im Fokus stehen.

Beispiel: Wird ein ausgeprägtes ADHS erfolgreich behandelt, kann die Tic-Frequenz deutlich sinken – nicht weil Tics selbst gezielt beeinflusst wurden, sondern weil **Trigger, Stress und Impulsdurchbrüche** reduziert wurden.

6.11.7 Fazit

Komorbide Störungen sind beim Tourette-Syndrom **nicht die Ausnahme, sondern die Regel** – und oft stärker alltagsrelevant als die Tics selbst. Ihre **differenzierte Diagnostik und leitliniengerechte Mitbehandlung** ist ein essenzieller Bestandteil jeder fundierten Therapieplanung.

Eine erfolgreiche Behandlung berücksichtigt **Prioritäten, individuelle Belastungen und funktionale Zusammenhänge** zwischen den Störungsbildern. Nur so kann eine **ganzheitliche, patientenzentrierte Therapie** realisiert werden, die auf **mehr als nur Tic-Reduktion** zielt: auf Lebensqualität, Selbstbestimmung und soziale Teilhabe.

6.12 Multimodale Behandlungsansätze in der Praxis: Fallbeispiele und interdisziplinäre Zusammenarbeit

Das Tourette-Syndrom ist eine **komplexe, multifaktorielle Erkrankung**, die – wie in den vorangegangenen Kapiteln dargelegt – eine Vielzahl therapeutischer Zugänge erfordert. Dabei gilt: **Keine einzelne Maßnahme ist in der Regel ausreichend**, um den verschiedenen Symptombereichen und psychosozialen Herausforderungen gerecht zu werden.

Stattdessen bedarf es **multimodaler Behandlungsansätze**, die individuell angepasst, flexibel kombinierbar und über Fachdisziplinen hinweg abgestimmt sind.

In diesem Kapitel wird dargelegt, wie solche Behandlungsstrategien konkret aussehen können, welche Berufsgruppen beteiligt sind und wie eine sinnvolle therapeutische Koordination in der Praxis gelingen kann.

6.12.1 Prinzipien multimodaler Therapieplanung

Ein multimodales Behandlungskonzept basiert auf folgenden Grundsätzen:

- **Individuelle Symptomkonstellation als Ausgangspunkt**: Tic-Typ, Schweregrad, Komorbiditäten, Belastung und Kontext werden berücksichtigt.

- **Einbeziehung multipler Therapieebenen**: Verhaltenstherapie, Pharmakotherapie, psychosoziale Unterstützung, Lebensstilmodifikation.

- **Ressourcenorientierung und partizipative Entscheidungsfindung**: Betroffene werden aktiv in die Zielsetzung einbezogen.

- **Langfristige Begleitung mit variabler Intensität**: Tourette ist eine chronische, aber dynamische Störung – Behandlungsbedarfe verändern sich im Zeitverlauf.

- **Interdisziplinäre Vernetzung**: Kooperation zwischen Psychiatrie, Psychologie, Neurologie,

Pädagogik, Logopädie, Ergotherapie, Sozialarbeit, Medizin und Familie.

6.12.2 Fallbeispiel 1: „Max, 9 Jahre – auffällige Tics und ADHS"

Hintergrund:

Max, 9 Jahre alt, zeigt seit dem 6. Lebensjahr motorische Tics (Augenrollen, Schulterzucken) und seit Kurzem auch vokale Tics (Schnalzen). Gleichzeitig besteht eine ausgeprägte Unaufmerksamkeit, motorische Unruhe und Impulsivität im Schulalltag. Die Lehrkräfte sind überfordert, Mitschüler*innen reagieren mit Spott.

Behandlungsstrategie:

- **Diagnostik:** Klinische Einschätzung, Elterninterview, Lehrerfragebogen, Tests zu Aufmerksamkeit und Impulsivität.

- **Pharmakotherapie:** Beginn einer medikamentösen ADHS-Behandlung mit Methylphenidat – unter engmaschiger Beobachtung der Tic-Frequenz.

- **Verhaltenstherapie:** Elterntraining nach dem Triple P-Konzept, schulbezogene Verhaltensempfehlungen, Aufbau positiver Verstärkung.

- **CBIT:** Einfache Habit-Reversal-Techniken mit Fokus auf motorischen Tic.

- **Schulberatung:** Anpassung der Sitzordnung, Bewegungspausen, Beratung des Kollegiums.

- **Koordination:** Fallbesprechung mit Kinderpsychiater*in*, Psycholog*in*, Ergotherapeut*in und Klassenlehrkraft.

Verlauf:
Deutliche Reduktion der Alltagsbelastung durch ADHS-Therapie, Stabilisierung des Selbstwertgefühls, langsamer Rückgang der vokalen Tics bei gesteigerter Selbstkontrolle.

6.12.3 Fallbeispiel 2: „Leyla, 15 Jahre – vokale Tics und soziale Isolation"

Hintergrund:
Leyla leidet unter auffälligen, sozial stigmatisierenden vokalen Tics („Hüsteln", gelegentliche obszöne Äußerungen). Sie hat sich zunehmend zurückgezogen, zeigt depressive Verstimmung, Leistungsabfall und Schulvermeidung.

Behandlungsstrategie:

- **Psychoedukation:** Aufklärung über das Tourette-Syndrom, Vermittlung neurobiologischer Grundlagen, Normalisierungserleben.

- **Psychotherapie:** Kombination aus CBIT und kognitiver Verhaltenstherapie mit Fokus auf soziale Angst, Selbstwert und depressive Symptome.

- **Logopädie:** Atem- und Stimmtraining zur Reduktion der physischen Belastung durch die Tics, Verbesserung des Sprechflusses.

- **Gruppentherapie:** Teilnahme an einer sozialen Kompetenzgruppe für Jugendliche mit Tourette.
- **Digitale Tools:** Nutzung einer Tic-App zur Selbstbeobachtung, Video-Coaching zur Vorbereitung auf Präsentationen.
- **Soziale Integration:** Schulsozialarbeit, Peer-Projekte, Elternarbeit.

Verlauf:
Stabilisierung der affektiven Symptomatik, deutliche Verbesserung der Teilhabe am Schulalltag, subjektive Reduktion der Belastung durch Tics trotz anhaltender Symptomatik.

6.12.4 Interdisziplinäre Zusammenarbeit: Erfolgsfaktoren und Herausforderungen

Eine zentrale Säule erfolgreicher multimodaler Behandlung ist die strukturierte Kooperation aller beteiligten Fachkräfte. Erfolgreiche Modelle basieren auf:

- **Regelmäßigen Fallbesprechungen und Austauschformaten**
- **Nutzung gemeinsamer Dokumentationssysteme (z. B. digitaler Behandlungspläne)**
- **Klare Zuständigkeiten und Verantwortungsbereiche**
- **Einbindung der Patient*innen und Angehörigen als gleichberechtigte Partner**

- **Respekt vor unterschiedlichen Professionen und Perspektiven**

Herausforderungen:

- Zeitmangel, Abrechnungssysteme und institutionelle Trennung
- Fehlende Fortbildung in Tic-Störungen bei nicht-spezialisierten Fachkräften
- Informationsverlust zwischen Schule, Medizin, Familie und Therapie
- Regionale Unterschiede in Versorgungsdichte und Netzwerkqualität

6.12.5 Rolle von Selbsthilfe und Peer-Unterstützung

Multimodale Therapie bedeutet nicht nur „mehrere professionelle Maßnahmen", sondern auch die **Aktivierung informeller Ressourcen**:

- **Selbsthilfegruppen** (vor Ort oder online) bieten emotionale Entlastung, Erfahrungsaustausch und Normalisierung.
- **Peer-Coaching** oder Tandem-Modelle (ältere Betroffene unterstützen Jüngere) können besonders motivierend wirken.
- **Elterngruppen** leisten wertvolle Arbeit im Bereich Vernetzung, politische Interessenvertretung und Aufklärung.

- **Eigenverantwortliche Tools und Apps** (Tic-Tagebuch, Atemübungen, Reminder) stärken Selbstwirksamkeit.

Der Aufbau von **informellen Unterstützungsnetzwerken** sollte aktiv gefördert werden.

6.12.6 Fazit

Multimodale Therapie ist beim Tourette-Syndrom **mehr als die Summe einzelner Maßnahmen.** Sie setzt ein **dynamisches, abgestimmtes, ganzheitlich orientiertes Versorgungskonzept** voraus, das individuelle Symptomlagen ebenso berücksichtigt wie soziale Lebenskontexte und persönliche Ressourcen.

Durch die enge Zusammenarbeit verschiedener Berufsgruppen, die Einbindung von Familie und Selbsthilfe sowie die flexible Kombination bewährter therapeutischer Verfahren lässt sich eine **nachhaltige Verbesserung der Lebensqualität, Funktionsfähigkeit und Teilhabe** erreichen – auch bei komplexen Verläufen.

7 Neue Ansätze in der Tourette-Therapie

7.1 Individualisierte und personalisierte Therapieplanung

Die Behandlung des Tourette-Syndroms befindet sich zunehmend im Spannungsfeld zwischen standardisierten Leitlinienempfehlungen und der Notwendigkeit individuell angepasster Interventionen. Neue wissenschaftliche Erkenntnisse aus der **Genetik, Neurobiologie und Datenanalyse** ermöglichen es heute immer besser, **personenbezogene Unterschiede in Pathogenese, Symptomverlauf und Therapieansprechen** zu berücksichtigen. Damit gewinnt der Begriff der **personalisierten bzw. individualisierten Medizin** auch in der Tourette-Therapie an Bedeutung.

Ziel dieses Ansatzes ist es, **maßgeschneiderte Therapieentscheidungen** zu treffen, die nicht nur die Schwere der Tics, sondern auch **komorbide Profile, neurokognitive Merkmale, psychosoziale Faktoren und Präferenzen der Betroffenen** berücksichtigen.

7.1.1 Prädiktive Marker und Symptomcluster

Ein zentrales Ziel individualisierter Therapie ist es, **vorhersagbare Subgruppen** von Tourette-Patient*innen zu identifizieren, die jeweils von bestimmten Behandlungsformen besonders profitieren. Hierbei spielen sogenannte **prädiktive Marker** eine zentrale Rolle. Sie können genetischer, neurophysiologischer, verhaltensbezogener oder biografischer Natur sein.

Beispiele für relevante Marker:

- **Komorbiditätsprofile:** Tourette mit ADHS spricht oft besser auf Pharmakotherapie an, während Tourette mit OCD eher von kognitiv-behavioralen Maßnahmen profitiert.

- **Entwicklungstypen:** Früherkrankung mit persistierenden komplexen Tics unterscheidet sich klinisch und therapeutisch relevant von spätonsetzendem, fluktuierendem Verlauf.

- **Reizverarbeitungsmuster:** Patienten mit sensorischen Prädromalgefühlen („Tic urges") und starkem Drang profitieren überdurchschnittlich von Habit-Reversal-Techniken.

- **Geschlechtsspezifische Unterschiede:** Jungen zeigen häufiger ADHS-Kombinationen, Mädchen häufiger affektive Begleitsymptomatik – mit entsprechenden Konsequenzen für die Therapie.

Neuere Studien versuchen, durch **Clusteranalysen** oder maschinelles Lernen solche Subgruppen datenbasiert zu bestimmen. Ziel ist ein **präziseres Matching von Therapieverfahren und Patient*innenprofilen**, um Wirksamkeit und Effizienz zu erhöhen.

7.1.2 Therapiealgorithmen und Entscheidungshilfen

Die Umsetzung individualisierter Ansätze in der klinischen Praxis erfordert **strukturierte Entscheidungsmodelle**, die flexibel auf unterschiedliche Ausgangssituationen reagieren. Solche Modelle sind nicht starr, sondern folgen dynamischen Therapiepfaden („Therapielandkarten"), die regelmäßig überprüft und angepasst werden.

Elemente eines modernen Therapiealgorithmus:

- **Stufendiagnostik**: Einbezug neuropsychologischer, psychosozialer und somatischer Parameter
- **Multiaxiale Einschätzung**: Tic-Schwere, Komorbiditäten, Behandlungsbereitschaft, Ressourcen
- **Behandlungsmodulwahl**: Auswahl passender Interventionen (z. B. Verhaltenstherapie, Pharmakotherapie, Schulintervention)
- **Verlaufsmonitoring**: Bewertung des Therapieerfolgs über validierte Skalen (z. B. YGTSS, CGI-Tic, Impairment Score)
- **Feedbackgesteuerte Anpassung**: Therapieanpassung je nach Verlauf und Rückmeldung der Patient*innen

Digitale Tools und Entscheidungsassistenzsysteme könnten künftig eine bedeutende Rolle bei der Erstellung und Steuerung solcher Algorithmen spielen.

7.1.3 Genetische und epigenetische Einflussfaktoren

Die genetische Forschung zum Tourette-Syndrom hat in den letzten Jahren stark an Tiefe gewonnen. Obwohl bisher keine einzelnen Genmutationen mit hoher Spezifität identifiziert wurden, sprechen **Multigen-Modelle** und **Assoziationsstudien** für eine starke genetische Komponente.

Genetische Ansätze in der Individualisierung:

- **Identifikation genetischer Risikoprofile** durch Whole-Genome-Analysen oder Polygenic Risk Scores

- Untersuchung von Genvarianten im **Dopamin-, Serotonin- und Glutamat-Stoffwechsel**, um differenzierte medikamentöse Strategien abzuleiten

- **Pharmakogenetik**: Untersuchung genetischer Marker, die das Ansprechen oder die Verträglichkeit bestimmter Medikamente vorhersagen (z. B. CYP2D6 bei Neuroleptika)

Auch **epigenetische Faktoren** rücken zunehmend in den Fokus. Dazu zählen **molekulare Modifikationen durch Umwelteinflüsse**, die das Genom regulieren, ohne die DNA-Sequenz zu verändern – etwa durch **chronischen Stress, Infektionen oder psychosoziale Traumata**.

In Zukunft könnten epigenetische Signaturen als **frühe Marker für Therapieansprechen oder Krankheitsverlauf** dienen. Die Verbindung solcher Daten mit klinischen Informationen (Symptommuster, Lebensstil, Komorbidität) ist ein Ziel der **„Precision Psychiatry"**, also einer auf individuellen

Merkmalen basierenden psychischen Gesundheitsversorgung.

7.1.4 Fazit

Die personalisierte Therapieplanung im Tourette-Spektrum stellt einen Paradigmenwechsel dar: weg von universellen Standardprotokollen – hin zu einer **datenbasierten, patient*innenzentrierten Behandlung**, die biologische, psychologische und soziale Faktoren gleichermaßen berücksichtigt.

Die Entwicklung und Anwendung prädiktiver Marker, maßgeschneiderter Therapiealgorithmen und genetisch fundierter Strategien ermöglichen eine **höhere Präzision, Effizienz und Akzeptanz therapeutischer Maßnahmen**. Gleichzeitig wirft dieser Fortschritt neue ethische und organisatorische Fragen auf, etwa zur Datenverarbeitung, zur Gerechtigkeit beim Zugang oder zur Integration neuer Technologien in bestehende Versorgungssysteme.

7.2 Weiterentwicklungen der Verhaltenstherapie

Die Verhaltenstherapie – insbesondere in der Form der **Comprehensive Behavioral Intervention for Tics (CBIT)** – gilt als evidenzbasierter Goldstandard in der psychotherapeutischen Behandlung des Tourette-Syndroms. In zahlreichen Studien wurde ihre **Wirksamkeit bei Kindern, Jugendlichen und Erwachsenen** nachgewiesen. Dennoch ist CBIT kein statisches Verfahren. Vielmehr hat sich in den letzten

Jahren ein vielfältiges Spektrum an **methodischen Weiterentwicklungen, adaptiven Formaten und integrativen Erweiterungen** etabliert, das auf unterschiedliche Zielgruppen, Therapiesettings und individuelle Bedarfe zugeschnitten ist.

Ziel dieses Kapitels ist es, diese Entwicklungen systematisch darzustellen und einzuordnen.

7.2.1 Adaptierte CBIT-Formate: Intensivtherapie, Modularisierung und Zielgruppenanpassung

Während CBIT traditionell als wöchentliche Einzelsitzung über etwa 8–10 Wochen hinweg durchgeführt wird, zeigt sich in der klinischen Praxis ein wachsendes Bedürfnis nach **flexibleren, zielgruppenangepassten oder komprimierten Formaten.**

a) **CBIT-Intensivprogramme**

- Mehrere Sitzungen innerhalb kurzer Zeit (z. B. 3–5 Tage), oft in Klinik- oder Reha-Settings
- Vorteile: rasche Symptomreduktion, hohe Therapiedichte, besonders geeignet für Familien mit weiter Anreise
- Studien zeigen vergleichbare oder sogar überlegene Effekte bei hoher Motivation

b) **Modularisierte CBIT-Ansätze**

- Aufteilung in einzelne Therapiebausteine: z. B. Habit-Reversal, Entspannungsverfahren, Situationsanalysen
- Flexibler Einsatz je nach Alter, kognitiver Kapazität und Komorbidität
- Ermöglicht bessere Integration in andere therapeutische Settings (z. B. ADHS-Behandlung)

c) Zielgruppenspezifische Anpassungen

- CBIT für Kinder mit kognitiven Einschränkungen: stärkere Visualisierung, mehr elterliche Beteiligung
- CBIT für Jugendliche: Einbindung digitaler Medien, Fokus auf soziale Situationen
- CBIT für Erwachsene: Berücksichtigung arbeitsbezogener Stressoren, Komorbiditätsmanagement

Diese Entwicklungen tragen dazu bei, das Verfahren **alltagsnäher, anwendungsfreundlicher und besser integrierbar** zu machen – insbesondere in komplexeren Fallkonstellationen.

7.2.2 „Third-Wave"-Verhaltenstherapien: ACT, Achtsamkeit und Schematherapie

Neben den klassischen behavioralen Verfahren haben sich in den letzten Jahren sogenannte **„dritte Welle"-Therapien** etabliert. Diese betonen **Akzeptanz, achtsame**

Wahrnehmung und metakognitive Steuerung als zentrale therapeutische Prinzipien – auch im Umgang mit Tics.

a) Acceptance and Commitment Therapy (ACT)

- Ziel: **Annahme unkontrollierbarer innerer Erfahrungen**, ohne in automatische Reaktionen zu verfallen

- Relevanz für Tourette: Akzeptanz von Tic-Impulsen ohne Unterdrückungsdruck, Fokus auf wertgeleitetes Handeln trotz Symptomatik

- Erste Studien zeigen signifikante Verbesserungen in Lebensqualität und Selbstwertgefühl

b) Achtsamkeitsbasierte Interventionen (MBCT, MBSR)

- Regelmäßige Übungen zur **Bewusstmachung körperlicher und emotionaler Zustände** ohne Bewertung

- Tics und Prädromalgefühle können achtsam beobachtet werden, ohne automatisch zu reagieren

- Besonders hilfreich bei begleitender Angst, Impulsivität oder Stressreaktivität

c) Integration schematherapeutischer Elemente

- Arbeit mit **frühen emotionalen Schemata** (z. B. „Ich bin anders", „Ich werde ausgelacht")

- Fokus auf innere Anteile und emotionale Verarbeitung chronischer Stigmatisierung
- Bisher vor allem in der Behandlung junger Erwachsener mit chronischem Verlauf genutzt

Diese Verfahren bieten **alternative Zugänge für Menschen, die mit klassischer Symptomkontrolle hadern**, oder deren Hauptbelastung nicht die Tic-Häufigkeit, sondern die emotionale Reaktion darauf ist.

7.2.3 Digitale Verhaltenstherapie-Module und Virtual Reality

Digitale Technologien ermöglichen es zunehmend, verhaltenstherapeutische Inhalte **ortsunabhängig, niedrigschwellig und individualisiert** anzubieten. Dies ist besonders relevant angesichts der begrenzten Zahl spezialisierter Therapeut*innen und langer Wartezeiten.

a) App-basierte CBIT-Trainings

- Smartphone-Apps mit Übungen zu Habit-Reversal, Selbstbeobachtung, Fortschrittsmessung
- Beispiele: „TicHelper.com", „CBIT Coach" (Pilotstudien USA)
- Vorteile: hohe Alltagsnähe, selbstgesteuerte Anwendung, gute Ergänzung zur Präsenztherapie

b) Online-Therapieprogramme

- Strukturiert modulare Lernprogramme mit Psychoedukation, Arbeitsblättern, Videos

- Teilweise mit therapeutischer Begleitung (Blended-Care)
- Erste Studien zeigen vergleichbare Wirksamkeit bei hoher Motivation und Struktur

c) Virtual-Reality-gestützte Verhaltenstherapie

- Simulation sozialer Interaktionen oder stressbesetzter Umgebungen
- Training von Tic-Kontrolle oder Akzeptanz in realitätsnahen Situationen
- Noch im Forschungsstadium, aber mit hohem Potenzial für Exposition und Transfer

Diese Entwicklungen stellen einen wichtigen Innovationsschub dar, insbesondere für Jugendliche, die medienaffin sind und flexible Therapieformate bevorzugen.

7.2.4 Fazit

Die Verhaltenstherapie beim Tourette-Syndrom steht heute nicht mehr nur für ein standardisiertes Verfahren, sondern für ein **dynamisch weiterentwickelbares Konzept**, das sich den **individuellen Bedürfnissen, technologischen Möglichkeiten und therapeutischen Realitäten** anpasst.

Ob durch intensivierte Formate, achtsamkeitsbasierte Erweiterungen oder digitale Module – moderne Verhaltenstherapie ist zunehmend **vielfältig, patientenzentriert und kontextsensibel**. Gleichzeitig bleibt die Notwendigkeit bestehen, solche Weiterentwicklungen auch **wissenschaftlich abzusichern, in Regelversorgung zu überführen und in multiprofessionelle Netzwerke einzubinden.**

7.3 Neue medikamentöse Therapieansätze

Die medikamentöse Behandlung des Tourette-Syndroms stellt trotz bewährter Substanzen wie Haloperidol, Risperidon oder Aripiprazol weiterhin eine große Herausforderung dar. Häufig stehen **Nebenwirkungen, eingeschränkte Wirksamkeit, niedrige Adhärenz und fehlende Langzeitstudien** einem breiten Einsatz entgegen. Parallel zur Entwicklung nicht-pharmakologischer Verfahren wird daher intensiv an **neuen Wirkstoffen, alternativen Wirkmechanismen und besser verträglichen Präparaten** geforscht.

In diesem Kapitel werden die relevantesten neuen pharmakologischen Entwicklungen dargestellt, die bereits klinisch geprüft oder in Zulassungsverfahren eingebettet sind.

7.3.1 VMAT2-Inhibitoren (z. B. Tetrabenazin, Deutetrabenazin)

Eine der vielversprechendsten Gruppen neuer Medikamente gegen Tics sind die **VMAT2-Inhibitoren** (vesicular monoamine transporter 2), die den Transport und die Freisetzung von Monoaminen wie Dopamin in den synaptischen Spalt reduzieren. Da eine **dopaminerge Überaktivität** mit der Tic-Entstehung assoziiert ist, liegt hierin ein neuartiger Wirkmechanismus.

Wirkstoffe:

- **Tetrabenazin**: ursprünglich zur Behandlung von Chorea Huntington zugelassen; kann Tics signifikant reduzieren, hat aber häufig depressive Nebenwirkungen.

- **Deutetrabenazin**: chemisch modifiziert, bessere Verträglichkeit und längere Halbwertszeit; bereits in den USA für das Tourette-Syndrom bei Jugendlichen zugelassen (Stand: 2024).

Wirksamkeit und Studienlage:

- Placebo-kontrollierte Studien zeigen signifikante Tic-Reduktionen bei guter Verträglichkeit.

- Nebenwirkungen: Müdigkeit, depressive Verstimmung, parkinsonoide Symptome – meist dosisabhängig.

Die VMAT2-Inhibition stellt einen neuen, **nicht-antipsychotischen Mechanismus** mit potenziell günstigerem Nebenwirkungsprofil dar, der besonders für therapieresistente Fälle interessant ist.

7.3.2 Cannabinoid-basierte Therapien (z. B. Nabiximols, medizinisches Cannabis)

Die therapeutische Anwendung von **Cannabinoiden** bei Tourette hat in den letzten Jahren viel Aufmerksamkeit erhalten – sowohl aus der klinischen Forschung als auch durch Berichte von Betroffenen.

Wirkprinzip:

- Cannabinoide wirken über **CB1- und CB2-Rezeptoren** im zentralen Nervensystem.
- Einfluss auf Dopaminfreisetzung, Stressverarbeitung und motorische Impulskontrolle.

Wirkstoffe:

- **Nabiximols (Sativex)**: standardisierter THC/CBD-Spray, in Studien mit teils positiven Effekten auf motorische und vokale Tics.
- **Medizinisches Cannabis**: individuell verordnungsfähig, jedoch mit Unsicherheiten bezüglich Dosierung, Wirksamkeit und Langzeiteffekten.

Aktuelle Studienlage:

- Einige randomisierte Studien zeigen **moderat positive Effekte**, insbesondere bei Patienten mit hoher Tic-Belastung und begleitender Unruhe oder Zwangssymptomatik.
- Nebenwirkungen: Müdigkeit, kognitive Beeinträchtigung, Appetitsteigerung.

Trotz offener Fragen zu Indikation, Dosierung und langfristiger Sicherheit sehen viele Expert*innen* im *Cannabinoid-System eine potenzielle Zielstruktur*, *insbesondere für schwer beeinträchtigte oder therapieresistente Patient*innen.

7.3.3 Neuere atypische Neuroleptika (z. B. Aripiprazol LAI, Lurasidon)

Klassische Dopamin-D2-Antagonisten wie Haloperidol oder Risperidon gelten als wirksam, sind jedoch häufig mit ausgeprägten Nebenwirkungen (Gewichtszunahme, Sedierung, extrapyramidal-motorische Symptome) assoziiert. Neue, **atypische Antipsychotika mit partieller Rezeptoraktivität oder verbessertem Nebenwirkungsprofil** stellen daher eine attraktive Alternative dar.

Beispiel: Aripiprazol LAI (Langzeitinjektion)

- Depotpräparat mit monatlicher Applikation
- Vorteile: **Verbesserte Adhärenz**, gleichmäßiger Wirkspiegel, weniger tägliche Belastung
- Erste Fallberichte zeigen gute Wirkung bei Jugendlichen mit hoher Tic-Frequenz und mangelnder Therapietreue

Weitere Kandidaten:

- **Lurasidon**: atypisches Neuroleptikum mit günstigem metabolischem Profil
- **Brexpiprazol**: Partialagonist an D2/D3-Rezeptoren, noch nicht spezifisch für Tourette untersucht, aber konzeptionell interessant

Diese Wirkstoffe erlauben eine differenziertere medikamentöse Behandlung, insbesondere bei **Komorbiditäten wie Depression oder Angst**, bei denen klassische Neuroleptika oft kontraindiziert sind.

7.3.4 Immunmodulatorische Therapieoptionen (z. B. bei PANDAS/PANS)

Bei einer Untergruppe von Kindern wird ein Zusammenhang zwischen **autoimmunologischen Reaktionen nach Streptokokkeninfektionen** und einer plötzlichen Tic-Symptomatik vermutet – das sogenannte **PANDAS/PANS-Syndrom**.

Therapeutische Optionen:

- **Immunsuppressiva** (z. B. Steroide)
- **Plasmapherese** oder **intravenöse Immunglobuline (IVIG)**
- **Antibiotikatherapien** zur Eindämmung von Streptokokken

Evidenz und Kontroverse:

- Die Studienlage ist **heterogen und umstritten**, die Diagnosekriterien uneinheitlich.
- Dennoch gibt es gut dokumentierte Fallberichte über dramatische Verbesserungen bei immunmodulierender Therapie.

Insgesamt ist dieser Bereich ein **wichtiger Forschungszweig**, insbesondere für atypische Verläufe mit akutem Ticbeginn und immunologischer Anamnese.

7.3.5 Fazit

Die medikamentöse Therapie des Tourette-Syndroms entwickelt sich derzeit in Richtung **differenzierter, besser verträglicher und zielgerichteter Ansätze**. Neue Wirkstoffe wie **VMAT2-Inhibitoren**, **Cannabinoide** oder **neuartige Neuroleptika** bieten mehr Optionen für individualisierte Behandlungsentscheidungen – insbesondere bei schwerer oder therapieresistenter Symptomatik.

Gleichzeitig bleibt die **Beurteilung von Nutzen, Risiken und Langzeiteffekten** eine zentrale Herausforderung. Ein interdisziplinärer Zugang – eingebettet in multimodale Therapiekonzepte – ist weiterhin erforderlich, um pharmakologische Interventionen **wirksam, sicher und patientengerecht** einzusetzen.

7.4 Tiefe Hirnstimulation (THS) und neuromodulatorische Verfahren

Die Neuromodulation stellt eine vielversprechende Schnittstelle zwischen **Neurotechnologie, funktioneller Neuroanatomie und individualisierter Therapie** dar. Sie zielt darauf ab, durch gezielte elektrische oder magnetische Stimulation neuronaler Netzwerke eine **Dämpfung pathologischer Aktivitätsmuster** zu bewirken. Beim Tourette-Syndrom, das als Netzwerkstörung der kortiko-striato-thalamo-kortikalen Schleifen verstanden wird, erscheinen solche Ansätze besonders plausibel.

Neben der **invasiven Tiefen Hirnstimulation (THS)** wurden in den letzten Jahren auch **nicht-invasive Verfahren** wie die **transkranielle Magnetstimulation (TMS)** und die **transkranielle Gleichstromstimulation (tDCS)** entwickelt und teilweise klinisch getestet. Dieses Kapitel beleuchtet die jeweiligen Wirkprinzipien, Studienlage, Indikationen und ethischen Implikationen.

7.4.1 Tiefe Hirnstimulation (THS): Indikation, Wirksamkeit, ethische Aspekte

Die **Tiefe Hirnstimulation (Deep Brain Stimulation, DBS)** ist ein neurochirurgisches Verfahren, bei dem Elektroden dauerhaft in bestimmte tiefgelegene Hirnareale implantiert werden. Über einen eingebauten Impulsgeber (ähnlich einem Herzschrittmacher) werden kontinuierlich elektrische Impulse abgegeben, um **überaktive oder dysfunktionale Netzwerke zu modulieren**.

Zielstrukturen bei Tourette:

- **Globus pallidus internus (GPi)**
- **Thalamus** (z. B. Centromedian-Parafascicular-Komplex)
- **Nucleus accumbens / limbisches Striatum** (v. a. bei komorbider Zwangsstörung)

Indikation:

- Sehr schwere, therapieresistente Tourette-Symptomatik

- Massive Beeinträchtigung von Alltagsfunktionen trotz multimodaler Behandlung
- Häufig zusätzlich ausgeprägte Selbstverletzungen oder schwere vokale Tics

Evidenzlage:

- Zahlreiche Fallberichte und offene Studien zeigen teils dramatische Tic-Reduktionen (bis zu 70 %).
- Kontrollierte Studien mit Placebo-Bedingung zeigen inkonsistentere Effekte, was auf hohe individuelle Variabilität hinweist.
- Langzeitergebnisse deuten auf stabile Effekte bei guter Patientenselektion.

Risiken und Nebenwirkungen:

- Operative Komplikationen (Blutung, Infektion)
- Neuropsychiatrische Veränderungen (z. B. Hypomanie, Apathie)
- Technische Probleme mit der Hardware (Verschiebung, Batterieausfall)

Ethische Aspekte:

- Eingriff in das zentrale Selbst- und Emotionssystem
- Fragen nach Autonomie, Einwilligungsfähigkeit (v. a. im Jugendalter)

- Diskussion über Normierung von Verhaltensabweichungen durch neurotechnologische Mittel

Trotz dieser Herausforderungen gilt DBS bei schwerstem Verlauf als **ultima ratio**, die in spezialisierten Zentren durchgeführt wird.

7.4.2 Transkranielle Magnetstimulation (TMS)

Die **transkranielle Magnetstimulation** ist ein nicht-invasives Verfahren, bei dem durch magnetische Impulse neuronale Aktivität in oberflächlichen Hirnregionen moduliert wird – typischerweise im präfrontalen Cortex.

Wirkmechanismus:

- Repetitive TMS (rTMS) kann je nach Frequenz exzitatorisch (z. B. 10 Hz) oder inhibitorisch (z. B. 1 Hz) wirken.

- Ziel ist die **Hemmung überaktiver motorischer Areale** (z. B. supplementär-motorischer Cortex) oder **Stärkung exekutiver Kontrollnetzwerke**.

Studienlage:

- Erste Studien zeigen moderate Tic-Reduktionen, insbesondere bei niedrigfrequenter rTMS.

- Effekte halten meist nur kurz an; Booster-Sitzungen notwendig.

- Gute Verträglichkeit; Nebenwirkungen wie Kopfschmerzen, Müdigkeit oder Konzentrationsstörungen sind selten.

Anwendungsperspektiven:

- Ambulant durchführbar
- Besonders interessant für Patienten mit Kontraindikationen gegen Medikation oder Verhaltenstherapie
- Auch zur Ergänzung bestehender Verfahren nutzbar

7.4.3 Transkranielle Gleichstromstimulation (tDCS)

Die **tDCS** ist ein kostengünstiges, tragbares Verfahren zur Modulation kortikaler Erregbarkeit über schwache elektrische Gleichströme (1–2 mA), die über auf der Kopfhaut angebrachte Elektroden verabreicht werden.

Wirkweise:

- Anodale Stimulation erhöht, kathodale Stimulation senkt die neuronale Erregbarkeit
- Ziel: **Modulation des motorischen Cortex oder präfrontaler Kontrollareale**

Vorteile:

- Einfach, schmerzfrei, gut verträglich
- Potenzial zur Heimtherapie mit digitaler Supervision

- Niedrige Kosten, auch für Kinder und Jugendliche geeignet

Studienlage:

- Erste Pilotstudien zeigen eine Reduktion der Tic-Frequenz um 20–40 %
- Noch unklare Langzeiteffekte und optimale Stimulationsparameter
- Kombinierbar mit Verhaltenstherapie oder kognitivem Training

tDCS gilt als besonders **vielversprechend für niedrigschwellige Ergänzungsverfahren** – etwa zur Stressdämpfung, zur Vorbeugung von Tic-Eskalationen oder zur Verbesserung exekutiver Kontrolle.

7.4.4 Neuromodulation im Jugendalter: Chancen und Risiken

Die Anwendung neuromodulatorischer Verfahren bei Kindern und Jugendlichen ist mit besonderen Chancen, aber auch Risiken verbunden:

Chancen:

- Vermeidung langjähriger Pharmakotherapie mit potenziell belastenden Nebenwirkungen
- Förderung neuroplastischer Prozesse im Entwicklungsfenster

- Reduktion psychosozialer Belastungen in kritischen Bildungsphasen

Risiken:

- Unklare Langzeitfolgen auf das sich entwickelnde Gehirn
- Schwierige Einschätzung der Einwilligungsfähigkeit
- Gefahr überhöhter Erwartungen („Technologisierung von Therapie")

Daher sind **strenge Indikationsstellung, ethische Reflexion und interdisziplinäre Aufklärung** unverzichtbar. Nicht-invasive Verfahren wie TMS und tDCS gelten hier als niederschwelliger Einstieg in die neuromodulative Therapie.

7.4.5 Fazit

Neuromodulation – in invasiver wie nicht-invasiver Form – stellt einen faszinierenden Therapiezweig dar, der die Tourette-Behandlung um **neurotechnologische, nicht-pharmakologische Verfahren** erweitert. Während die Tiefe Hirnstimulation für schwerste Fälle Hoffnung bietet, liefern TMS und tDCS Optionen für niedrigschwellige, ambulante oder kombinierte Settings.

Zugleich bedarf es weiterführender Forschung, um **Langzeiteffekte, Zielgenauigkeit und Integration in multimodale Konzepte** zu klären. Die Zukunft der Tourette-Therapie könnte in einer Kombination aus Verhaltenstraining, digitalem Coaching und gezielter Hirnmodulation liegen – abgestimmt auf individuelle neurobiologische Profile.

7.5 Psychoneuroimmunologische Therapieansätze

Die **Psychoneuroimmunologie** untersucht die Wechselwirkungen zwischen dem Nervensystem, dem endokrinen System und dem Immunsystem – und damit die **biopsychologische Integration von Entzündungsprozessen und Verhalten**. Auch in der Tourette-Forschung gewinnen immunologische Mechanismen an Bedeutung: Es verdichten sich Hinweise, dass zumindest bei einer Subgruppe von Betroffenen **entzündliche oder autoimmunvermittelte Prozesse** zur Entstehung oder Exazerbation von Tics beitragen könnten.

Diese Hypothese eröffnet neue therapeutische Perspektiven – sowohl im Hinblick auf immunmodulierende Medikamente als auch auf präventive Strategien. Im Folgenden werden zentrale Konzepte, klinische Syndrome und erste Ansätze immunbasierter Behandlungen dargestellt.

7.5.1 Rolle des Immunsystems in der Tic-Pathogenese

Zahlreiche Beobachtungen deuten darauf hin, dass das Immunsystem in die Entstehung und Modulation von Tics involviert sein könnte:

- **Erhöhte Zytokinspiegel** (z. B. IL-6, TNF-α) wurden bei Kindern mit Tourette nachgewiesen.

- Einige Patient*innen berichten von **Tic-Verschlechterungen nach Infekten**, insbesondere durch β-hämolysierende Streptokokken der Gruppe A.
- **Autoantikörper gegen neuronale Zielstrukturen**, insbesondere im Bereich der Basalganglien, wurden in einzelnen Studien beschrieben.
- **Mikrogliale Aktivierung** in PET-Studien legt eine entzündliche Komponente nahe.

Diese Befunde stützen die These, dass **periphere Immunantworten** zentrale neuronale Regulationsmechanismen beeinflussen können – etwa durch die **Blut-Hirn-Schranke, Zytokinvermittelten Stress oder molekulare Mimikry.**

7.5.2 Autoimmunhypothesen und das PANDAS-Modell

Besonders intensiv beforscht ist das **PANDAS-Konzept** (Pediatric Autoimmune Neuropsychiatric Disorders Associated with Streptococcal infections), das eine **Autoimmunreaktion nach Streptokokkeninfektionen** als Auslöser plötzlicher Tics und Zwangssymptome postuliert.

Kriterien nach Swedo et al.:

- Plötzlicher Beginn von Tics und/oder Zwangshandlungen
- Vorangegangene Streptokokkeninfektion
- Episodischer Verlauf mit Exazerbationen

- Neurologische Auffälligkeiten (z. B. Hyperaktivität, motorische Unruhe)
- Ausschluss anderer Ursachen

Das weiter gefasste Konzept **PANS (Pediatric Acute-onset Neuropsychiatric Syndrome)** bezieht auch andere Auslöser (z. B. Mycoplasma, Influenzaviren, psychosozialer Stress) ein.

Kritik und Kontroverse:

- Das PANDAS-Modell ist umstritten: Diagnostische Kriterien sind unscharf, die Evidenzlage heterogen.
- Dennoch erkennen Fachgesellschaften (z. B. ESPGHAN, NIMH) PANDAS als mögliches Teilphänomen mit klinischer Relevanz an – bei klar definierten Indikationen.

7.5.3 Immunmodulierende Therapieversuche: Steroide, IVIG, Plasmapherese

Aus der Autoimmunhypothese ergeben sich potenzielle therapeutische Interventionen, die das Immunsystem beeinflussen:

a) Kortikosteroide

- Einsatz z. B. in Form von Methylprednisolon-Stoßtherapie
- Ziel: Dämpfung der akuten Entzündungsreaktion

- Einzelfallberichte zeigen teilweise drastische Tic-Verbesserungen

b) Intravenöse Immunglobuline (IVIG)

- Immunglobuline aus Spenderplasma wirken immunsuppressiv und immunmodulatorisch
- Indikation: schwerer Verlauf, positive PANDAS-Diagnose
- Studienergebnisse bislang uneinheitlich; Wirkung oft vorübergehend

c) Plasmapherese

- Entfernung zirkulierender Autoantikörper durch extrakorporale Blutreinigung
- Nur in schweren Fällen und unter stationären Bedingungen
- Einige Einzelfälle zeigen beeindruckende Reaktionen; Standard ist dieses Verfahren jedoch nicht

Diese Therapien sind **nicht Teil der Regelversorgung** und bedürfen einer **sorgfältigen individuellen Nutzen-Risiko-Abwägung** sowie idealerweise einer Beteiligung immunologischer Spezialzentren.

7.5.4 Zukunftsperspektiven: Immunbiomarker und präventive Strategien

Die weitere Erforschung immunologischer Aspekte des Tourette-Syndroms könnte zu **besserer Subgruppenbildung, prädiktiven Biomarkern und gezielteren Interventionsfenstern** führen. Mögliche zukünftige Entwicklungen:

- Cytokin-Profile als Prognoseparameter
- Früherkennung durch Infektionsverläufe und Autoantikörper-Analysen
- Gezielte Immunsystem-Monitoringstrategien bei Risikopatient*innen
- Impfprävention bzw. frühzeitige antibiotische Intervention bei streptokokkenassoziierten Reaktionen

Langfristig könnte die Integration immunologischer Erkenntnisse die **Überschneidung von Neurologie, Psychiatrie und Immunologie** in ein präziseres, translationales Behandlungskonzept überführen.

7.5.5 Fazit

Psychoneuroimmunologische Therapieansätze stellen einen faszinierenden, aber bislang nur teilweise verstandenen Bereich der Tourette-Forschung dar. Bei einer Subgruppe von Betroffenen – insbesondere mit abruptem Krankheitsbeginn und immunologischer Vorgeschichte – könnten

immunmodulierende Therapien eine effektive Ergänzung darstellen, insbesondere wenn klassische Methoden versagen.

Gleichzeitig sind die Konzepte noch nicht ausreichend standardisiert oder flächendeckend evidenzbasiert. Hier besteht erheblicher Forschungsbedarf, um **klinisch relevante Marker zu identifizieren**, die **zielgerichtete Immuntherapien** ermöglichen – ohne die Risiken unspezifischer Immunsuppression in Kauf zu nehmen.

7.6 Biotechnologische und molekulare Verfahren

Die rasante Entwicklung in den Bereichen **Genetik, Molekularmedizin und künstliche Intelligenz (KI)** eröffnet der Medizin bislang ungeahnte Möglichkeiten zur **differenzierten Diagnostik, personalisierten Therapieplanung und potenziellen Heilungsansätzen**. Auch wenn viele dieser Technologien beim Tourette-Syndrom derzeit noch im präklinischen oder translationalen Stadium sind, zeichnen sich bereits **konzeptionelle Durchbrüche** ab.

In diesem Kapitel werden drei wesentliche Innovationsachsen beleuchtet:

1. genetische und genmodulatorische Verfahren,
2. molekulare Diagnostik mit Hilfe von Omics-Technologien,
3. KI-gestützte Diagnostik- und Therapiesysteme.

7.6.1 Gen-Editing und CRISPR-basierte Forschung

Der Einsatz von **Gen-Editing-Technologien**, insbesondere CRISPR/Cas9, ermöglicht es, genetisches Material präzise zu verändern. In Bezug auf das Tourette-Syndrom steht hierbei die Modifikation von **Risikogenen und regulatorischen Sequenzen** im Vordergrund.

Forschungshintergrund:

- Studien konnten mehrere **polygenetische Risikovarianten** für Tourette identifizieren – etwa im Bereich der dopaminergen Signaltransduktion (z. B. *SLITRK1*, *NRXN1*).

- Die genetische Architektur ist jedoch **hoch komplex und multifaktoriell**, was direkte Eingriffe bislang erschwert.

- Tiermodelle (v. a. bei Mäusen) mit gezielter Knockout-Technik simulieren ticsähnliche Verhaltensmuster und erlauben die Testung pharmakologischer Interventionen.

Potenziale und Grenzen:

- Langfristig denkbar: **somatische Genkorrektur in dopaminergen Netzwerken** bei ausgeprägten Varianten

- Aktuelle Hürde: Tourette ist **keine monogenetische Erkrankung**; Eingriffe in komplexe Netzwerke bergen erhebliche Risiken

- Ethische Debatten um Keimbahninterventionen, insbesondere bei neuropsychiatrischen Krankheitsbildern

Somit ist CRISPR eher als **Forschungswerkzeug** zu sehen, das Mechanismen klären und neue Angriffspunkte für pharmakologische Therapien liefern kann – nicht als kurzfristige therapeutische Option.

7.6.2 Proteomik, Metabolomik und individualisierte Pharmakotherapie

Neben der Genetik gewinnen **Omics-Technologien** an Bedeutung, die funktionelle, molekulare Phänotypen erfassen – darunter:

- **Proteomik**: systematische Erfassung der im Körper exprimierten Proteine
- **Metabolomik**: Analyse kleinmolekularer Stoffwechselprodukte
- **Lipidomik und Glykomik**: Erfassung von Membranbestandteilen und Kohlenhydratstrukturen

Relevanz für Tourette:

- Untersuchung neuroinflammatorischer Marker im Liquor und Plasma
- Identifikation von Biomarkern für Tic-Exazerbation (z. B. oxidative Stressindikatoren)

- Erkennung individueller „Stoffwechselmuster", die Rückschlüsse auf **Medikamentenverarbeitung (Pharmakokinetik)** und **Nebenwirkungsrisiko** zulassen

Klinische Anwendungsperspektiven:

- **Therapie-Matching**: Auswahl des bestwirksamen Medikaments basierend auf molekularem Profil
- **Stratifizierte Behandlungspfade** je nach neurobiologischer Signatur
- **Früherkennung** therapieresistenter Verläufe

Auch wenn diese Verfahren bisher primär im Forschungssetting verwendet werden, ist langfristig ein **Paradigmenwechsel zur molekular fundierten Therapiewahl** vorstellbar.

7.6.3 Künstliche Intelligenz in Diagnostik und Therapieplanung

Die Digitalisierung medizinischer Daten ermöglicht den Einsatz von **künstlicher Intelligenz (KI)** zur Mustererkennung, Risikovorhersage und Therapieoptimierung – auch im Bereich neuropsychiatrischer Erkrankungen wie Tourette.

Anwendungsfelder:

- **Automatisierte Tic-Erkennung** durch Videoanalyse, Bewegungssensorik oder akustische Detektion (z. B. in der App „TicTracker")

- **Vorhersagemodelle** für Tic-Verlauf auf Basis longitudinaler Daten

- **Digitale Symptomtagebücher** mit KI-gestütztem Feedback zur Selbstregulation

Algorithmenbasierte Therapieplanung:

- Nutzung strukturierter Daten (Symptomverläufe, Medikationshistorie, Neuroimaging) zur Auswahl optimaler Interventionen

- Integration in **therapeutische Entscheidungshilfen** (z. B. adaptiver Therapiealgorithmus auf Tablets oder Webplattform)

Chancen und Herausforderungen:

- Verbesserung der **Versorgung in strukturschwachen Regionen**

- Individualisierte Behandlungspfade ohne personelle Überlastung

- Datenschutz, Bias durch Trainingsdaten, fehlende Validierung in der Routineversorgung

Die Kombination aus **real-world data, biomedizinischer Modellierung und KI-gestützter Entscheidungslogik** könnte langfristig eine neue Ära der Tourette-Therapie einleiten – unter der Voraussetzung transparenter, ethisch kontrollierter Entwicklung.

7.6.4 Fazit

Biotechnologische und molekulare Verfahren verändern das Verständnis und die Perspektive auf das Tourette-Syndrom grundlegend. Während Gen-Editing und Omics derzeit vor allem als **Forschungsinstrumente** dienen, zeigen sie schon heute das Potenzial, die therapeutische Praxis zu revolutionieren. Die Nutzung künstlicher Intelligenz könnte dabei helfen, **komplexe Entscheidungssituationen** zu strukturieren und eine personalisierte Versorgung zu ermöglichen – insbesondere in Kombination mit molekularbiologischen Parametern.

Es zeichnet sich ab, dass die Zukunft der Tourette-Therapie **datenbasiert, systemisch und hochgradig individuell** sein wird. Die Herausforderung besteht darin, diese Innovationen sicher, gerecht und klinisch wirksam in die Routineversorgung zu integrieren.

7.7 Integrierte und hybride Therapiekonzepte

In Anbetracht der **Heterogenität des Tourette-Syndroms** – in Bezug auf Symptomatik, Verlauf, Komorbidität und psychosoziale Kontexte – wird immer deutlicher, dass **monomodale Therapien oft nicht ausreichen**, um eine anhaltende Besserung zu erzielen. Stattdessen sind **integrierte Versorgungskonzepte** gefragt, die verschiedene therapeutische Ebenen miteinander verknüpfen, individuell anpassen und strukturell absichern.

In diesem Kapitel werden Modelle vorgestellt, die klassische Therapieformen (wie Verhaltenstherapie oder

Pharmakotherapie) mit **digitalen Komponenten, sektorenübergreifender Kooperation und individualisierter Steuerung** verbinden – sogenannte *hybride Therapiekonzepte*.

7.7.1 Blended-Care: Kombination digitaler und analoger Interventionen

Blended-Care bezeichnet die gezielte Kombination von Face-to-Face-Elementen mit digitalen Interventionen. Ziel ist es, die Vorteile beider Welten – die persönliche therapeutische Beziehung und die Flexibilität digitaler Tools – synergistisch zu nutzen.

Anwendungsformen bei Tourette:

- **Begleit-Apps zu Verhaltenstherapie**, z. B. mit Erinnerung an Tic-Übungen, Tagebuchfunktionen, Feedback zur Tic-Frequenz

- **Online-Videos zur Psychoedukation**, die Sitzungszeit entlasten und Eltern einbinden

- **Therapieportale**, über die Therapiefortschritt dokumentiert, Übungen evaluiert und Ressourcen verwaltet werden

Vorteile:

- Erhöhung der Therapietreue („Therapiebindung")

- Geringerer Therapieabbruch durch kontinuierliche digitale Unterstützung

- Optimierung der zeitlichen Ressourcen im therapeutischen Kontakt

Beispielprojekte:

- „CBIT-Coach" (USA): App-basierte Erweiterung klassischer Verhaltenstherapie
- „MindDoc", „HelloBetter" (DE): modulare Plattformen, die auch auf Komorbiditäten wie Angst und Depression eingehen

Blended-Care-Konzepte sind **niedrigschwellig, skalierbar und individuell adaptierbar** – und damit besonders attraktiv für eine flächendeckende Versorgung.

7.7.2 Therapiemanagement über Plattformmodelle

Digitale Gesundheitsplattformen ermöglichen nicht nur die Bereitstellung von Inhalten, sondern auch **strukturierte, koordinierte Therapiemanagementprozesse**, an denen verschiedene Akteure beteiligt sind.

Funktionen digitaler Plattformen:

- **Therapieplanung und -dokumentation** durch Patient*in, Ärzt*innen, Therapeut*innen
- **Verlaufsmonitoring** über standardisierte Skalen und subjektive Rückmeldungen
- **Multimodales Fallmanagement** bei komplexen Verläufen (z. B. Tourette + ADHS + familiäre Belastung)

Innovative Komponenten:

- KI-gestützte **Therapievorschläge** je nach Symptomkonstellation
- **Alert-Systeme** bei Symptomverschlechterung oder Adhärenzproblemen
- **Telemedizinische Konsultationen** bei Bedarf

Beispielhafte Entwicklungen:

- Projekte wie „AdipositasCare", „Neurolife Digital" oder „TheraKey" dienen als Blaupause für neurologisch-psychiatrische Versorgungsplattformen

Ein solches Plattformmodell könnte für Tourette mittelfristig eine **strukturierte, sektorenübergreifende Versorgung** ermöglichen – von der Diagnose bis zur Langzeitbetreuung.

7.7.3 Intersektorale Versorgung und translationaler Transfer

Ein zentraler Erfolgsfaktor integrierter Therapiekonzepte ist die **Koordination unterschiedlicher Versorgungsbereiche** – etwa ambulante Psychotherapie, stationäre Rehabilitation, schulische Unterstützung oder medizinische Betreuung.

Elemente erfolgreicher intersektoraler Versorgung:

- **Fallkonferenzen mit multiprofessionellen Teams** (z. B. Neurologie, Psychiatrie, Sozialarbeit, Schulpsychologie)

- **Gemeinsame Behandlungspläne**, die sektorenübergreifend umgesetzt werden
- **Patientenlots*innen* oder *Koordinator*innen**, die Abläufe begleiten und Schnittstellen managen

Translationaler Transfer:

- Effektive Therapieansätze aus der Forschung müssen in **praxisnahe, alltagstaugliche Versorgungssysteme** überführt werden.
- Das setzt eine enge Kooperation von **Wissenschaft, Versorgung und Gesundheitspolitik** voraus.

Modellprojekte:

- In Deutschland z. B. Integrierte Versorgung im BMBF-Programm „Mental Health", Modellregionen für sektorenübergreifende Kinder- und Jugendversorgung

Solche Modelle bieten **große Chancen zur Reduktion von Versorgungslücken**, zur besseren Erreichbarkeit vulnerabler Gruppen und zur langfristigen Entlastung der Betroffenen und ihrer Familien.

7.7.4 Fazit

Integrierte und hybride Therapiekonzepte stellen **keinen Ersatz, sondern eine Weiterentwicklung klassischer Therapieformen** dar. Durch die Kombination persönlicher, digitaler und koordinierter Elemente können sie zu einer individualisierten, zugänglichen und nachhaltigen Tourette-Versorgung beitragen.

Insbesondere in Zeiten zunehmender Spezialisierung und Digitalisierung bedarf es **intelligenter Schnittstellenlösungen**, die therapeutische Innovation, technologische Machbarkeit und patientenzentrierte Versorgung vereinen. Solche Modelle haben das Potenzial, **Versorgungsrealität und therapeutische Wirksamkeit** erstmals systematisch zusammenzuführen.

7.8 Ethische, soziale und ökonomische Implikationen neuer Therapien

Die Entwicklung und Anwendung neuer Therapieansätze im Bereich des Tourette-Syndroms wirft eine Vielzahl komplexer **ethischer, gesellschaftlicher und gesundheitsökonomischer Fragestellungen** auf. Diese betreffen nicht nur die individuellen Patient*innen und deren Familien, sondern auch Fachkräfte, Gesundheitssysteme und die Gesellschaft als Ganzes.

Mit zunehmender Technologisierung und Individualisierung der Behandlung wächst der Bedarf an einem reflektierten, verantwortungsvollen Umgang mit diesen Innovationen. Dieses Kapitel ordnet die im Buch dargestellten Ansätze in einen **diskursiven Rahmen ein**, in dem Fragen nach **Zugangsgerechtigkeit, Datenschutz, Normalitätsbegriffen, Teilhabe und Kosten-Nutzen-Verhältnissen** thematisiert werden.

7.8.1 Autonomie, Einwilligungsfähigkeit und therapeutische Verantwortung

Viele neue Therapieformen – von genetischer Diagnostik über tiefe Hirnstimulation bis hin zu KI-gestützter Therapieplanung – betreffen zutiefst **persönliche und identitätsbezogene Bereiche**. Sie setzen oft ein hohes Maß an **Verständnis, Einwilligungsfähigkeit und Entscheidungsautonomie** voraus.

Zentrale ethische Spannungsfelder:

- **Einwilligung im Kindes- und Jugendalter**: Wer entscheidet über invasive Maßnahmen bei Minderjährigen? Wie werden Willensäußerungen altersgerecht eingeholt und respektiert?

- **Technik- vs. Werteorientierung**: Dient die Therapie dem subjektiven Wohl der Betroffenen oder primär der gesellschaftlichen Anpassung?

- **Therapeutische Verantwortung**: Wie viel Risiko darf eine neue Therapie enthalten? Wer trägt die Verantwortung bei Langzeitfolgen unbekannter Verfahren?

In diesem Kontext bedarf es nicht nur einer fundierten **ethischen Aufklärung**, sondern auch institutioneller Ethikstrukturen – etwa durch interdisziplinäre Fallkonferenzen oder klinische Ethikkomitees.

7.8.2 Soziale Wahrnehmung, Stigmatisierung und Teilhabe

Das Tourette-Syndrom ist nach wie vor mit **Missverständnissen, Vorurteilen und medienvermittelten Klischees** behaftet. Viele Betroffene erleben soziale Ausgrenzung, schulisches Scheitern oder berufliche Benachteiligung – unabhängig vom Schweregrad der Symptomatik.

Relevante gesellschaftliche Fragen:

- Wird durch neue Therapien **Normalität neu definiert** – und implizit Druck zur „Korrektur" abweichenden Verhaltens erzeugt?
- Inwiefern fördern neurotechnologische Verfahren wie THS eine **Medikalisierung des Andersseins**?
- Wie können Betroffene **selbstbestimmt über ihr Therapieziel** entscheiden – z. B. Verbesserung der Lebensqualität statt vollständiger Tic-Eliminierung?

Therapien dürfen **nicht zum Vehikel der sozialen Anpassung** werden, sondern sollten individuelle Lebenswege und Ausdrucksformen respektieren. Ein zentraler Maßstab ist dabei die **gesellschaftliche Inklusion** und nicht bloß die Symptomfreiheit.

7.8.3 Zugänglichkeit, Kosten und Versorgungsungleichheit

Innovative Therapien sind häufig **teuer, technologisch anspruchsvoll und regional ungleich verteilt**. Gerade bei seltenen oder neuropsychiatrischen Störungen wie Tourette besteht die Gefahr, dass der Zugang zu hochentwickelten Verfahren nur wenigen vorbehalten bleibt.

Ökonomische Kernfragen:

- Wie werden neue Verfahren **finanziert und erstattet**? (z. B. THS, Immuntherapien, Plattformmedizin)
- Welche Rolle spielen **Gesundheitsökonomie und Evidenzbewertung** in der Therapieentscheidung?
- Wie kann eine **gerechte, nicht diskriminierende Allokation** innovativer Therapien gelingen?

Besonders gefährdet sind sozial benachteiligte Gruppen, ländliche Regionen und Familien mit Migrationshintergrund. Eine sozial ausgewogene Versorgung erfordert daher **gezielte Förderung innovativer Therapien im Rahmen gesetzlicher Krankenversicherungen**, Modellvorhaben und integrativer Versorgungsmodelle.

7.8.4 Zukunftsverantwortung und gesellschaftlicher Diskurs

Tourette-Therapien sind nicht nur individuelle Interventionen, sondern auch Ausdruck eines gesellschaftlichen Umgangs mit Diversität, Neurodivergenz und Vulnerabilität. Die Frage, **wie wir künftig mit neuropsychiatrischen Abweichungen umgehen**, betrifft ethische Leitbilder ebenso wie politische Rahmenbedingungen.

Zukunftsaufgaben:

- Förderung eines **emanzipierten Selbstverständnisses neurodivergenter Menschen**
- Entwicklung partizipativer Forschungsansätze („Patient Involvement")
- Öffentliche Aufklärung zur **Entstigmatisierung neurologisch-psychiatrischer Symptome**
- Entwicklung interdisziplinärer Ausbildungskonzepte für Fachkräfte im Umgang mit neuen Therapien

Ein offener, gesellschaftlich breit geführter Dialog über die Chancen, Grenzen und Ziele neuer Therapien ist unerlässlich, um einer **ethisch, medizinisch und sozial nachhaltigen Behandlung des Tourette-Syndroms** gerecht zu werden.

7.8.5 Fazit

Neue Therapieansätze für das Tourette-Syndrom bieten immense Chancen – medizinisch, technologisch und individuell. Doch diese Chancen sind untrennbar mit **ethischen Fragen, sozialen Dynamiken und ökonomischen Implikationen** verbunden.

Nur durch eine umfassende, multiperspektivische Betrachtung und Regulierung können diese Innovationen **gerecht, transparent und inklusiv** umgesetzt werden. Der Mensch mit Tourette muss im Zentrum aller Bemühungen stehen – nicht das Symptom, nicht die Technik, nicht die Norm.

8 Zusammenfassung und Ausblick

Das Tourette-Syndrom stellt sowohl für die klinische Praxis als auch für die Forschung ein vielschichtiges und dynamisches Störungsbild dar. Die vorliegenden Kapitel haben verdeutlicht, dass die Behandlung des Tourette-Syndroms **weit über symptomzentrierte Interventionen hinausgeht** und zunehmend in ein komplexes Zusammenspiel neurobiologischer, psychologischer, sozialer und technologischer Faktoren eingebettet ist.

Mit dem Aufkommen neuer therapeutischer Ansätze – von verhaltens- und neuromodulatorischen Verfahren über psychoneuroimmunologische Strategien bis hin zu biotechnologischen und digitalen Innovationen – eröffnet sich ein erweitertes Behandlungsspektrum, das **individualisierter, evidenzbasierter und interdisziplinärer** gedacht werden muss als je zuvor.

8.1 Rückblick auf zentrale Erkenntnisse

Die wichtigsten Ergebnisse dieses Buches lassen sich in folgenden Punkten zusammenfassen:

- Das Tourette-Syndrom ist eine **neuropsychiatrische Netzwerkstörung**, bei der genetische, neurochemische und psychosoziale Faktoren komplex interagieren.

- Die **klassischen Behandlungsmethoden** – insbesondere Verhaltenstherapie und Pharmakotherapie –

bilden weiterhin die Basis der Versorgung, wurden jedoch in den letzten Jahren durch **effektivitätssteigernde Modifikationen** entscheidend erweitert.

- Neue Ansätze wie die **Tiefe Hirnstimulation, digitale Verhaltenstherapie,** Cannabinoid-basierte Interventionen oder **psychoneuroimmunologische Verfahren** stellen teilweise bereits heute, teilweise perspektivisch bedeutende Ergänzungen dar.

- Die Entwicklung **hybrider Versorgungsmodelle** (Blended-Care, Plattformmedizin, sektorenübergreifende Betreuung) ist zentral, um den Anforderungen realer Versorgungssituationen gerecht zu werden.

- Gleichzeitig erfordert diese Entwicklung eine **kritische Auseinandersetzung mit ethischen, sozialen und ökonomischen Fragen**, um eine gerechte, nachhaltige und menschenzentrierte Versorgung sicherzustellen.

8.2 Herausforderungen auf dem Weg zur modernen Tourette-Therapie

Trotz der beschriebenen Fortschritte bestehen weiterhin erhebliche Herausforderungen:

- Die **Heterogenität des Störungsbildes** erfordert individualisierte Diagnostik- und Therapiepfade – Standardlösungen sind zunehmend inadäquat.

- Viele neue Verfahren sind derzeit **nicht flächendeckend verfügbar**, was zu Ungleichheiten in der Versorgung führt.

- Die **Forschungslage ist in vielen Bereichen noch unzureichend**, insbesondere bei neuen Substanzen, immunologischen Verfahren und langfristigen Outcomes.

- Es fehlen **verlässliche Biomarker**, um Therapieansprechen vorherzusagen oder Subgruppen differenziert zu identifizieren.

- Die **gesellschaftliche Stigmatisierung** von Tourette besteht weiterhin und beeinflusst Selbstbild, Therapiebereitschaft und soziale Teilhabe erheblich.

Diese Herausforderungen können nur durch eine systematische, kooperative und langfristig angelegte Strategie auf mehreren Ebenen adressiert werden.

8.3 Perspektiven für Forschung, Praxis und Versorgung

Für eine zukunftsfähige Behandlung des Tourette-Syndroms lassen sich mehrere Entwicklungsfelder identifizieren:

Forschung:

- Aufbau internationaler Register und Studiennetzwerke zur standardisierten Datenerhebung

- Entwicklung translationaler Studienmodelle, die Laborforschung und klinische Realität verknüpfen

- Integration von Omics-Technologien und künstlicher Intelligenz zur Subgruppendifferenzierung und Therapielenkung

Versorgung:

- Förderung regionaler Kompetenzzentren mit interdisziplinären Teams
- Implementierung integrierter, digital gestützter Behandlungsmodelle
- Schulung und Weiterbildung von Therapeut*innen in neuen Therapieformen und hybriden Methoden

Gesellschaft und Politik:

- Ausbau öffentlich geförderter Modellprojekte für vulnerable Gruppen
- Gesetzliche Verankerung digitaler und innovativer Therapien in die Regelversorgung
- Aufklärungskampagnen zur Entstigmatisierung und Förderung gesellschaftlicher Inklusion

8.4 Schlussgedanken: Therapie als dynamischer Dialog

Die Behandlung des Tourette-Syndroms ist kein rein technischer Prozess, sondern ein **dynamischer Dialog zwischen Betroffenen, Angehörigen, Fachkräften und Systemen**. Die zunehmende Vielfalt an therapeutischen Möglichkeiten sollte nicht als Druck zur Normierung, sondern als **Chance** zur Individualisierung, Selbstermächtigung und Lebensqualitätssteigerung verstanden werden.

Die Zukunft der Tourette-Therapie wird nicht allein durch Innovation bestimmt, sondern durch die Frage, **wie wir mit Unterschiedlichkeit umgehen, wie wir therapeutische Macht gestalten** – und wie wir eine Versorgung ermöglichen, die das ganze Leben eines Menschen in den Blick nimmt.

Das Tourette-Syndrom ist nicht nur eine neurologische Störung. Es ist eine Einladung an die Medizin, neu zu denken – vernetzt, respektvoll und zukunftsgewandt.

9 Index

A

- ADHS (Aufmerksamkeitsdefizit-/Hyperaktivitätsstörung): 3.2.2, 3.3, 7.1.1, 7.2.2
- Adhärenz: 3.4, 7.3.3, 7.7.1
- Anamnese (klinische): 4.1, 4.2
- Antipsychotika (klassisch/atypisch): 3.4, 7.3.3
- Apps (therapiebegleitend): 6.6, 7.2.3, 7.7.1
- Aripiprazol: 3.4, 7.3.3
- Autonomie (Patient*innen): 6.10, 7.8.1

B

- Basalganglien: 3.1, 7.4.1, 7.5.1
- Verhaltenstherapie: siehe → Verhaltenstherapie
- Blended-Care: 7.7.1
- Biomarker: 4.3, 7.1.1, 7.5.4, 7.6.2
- Botulinumtoxin: 3.4

C

- Cannabinoide: 7.3.2
- Clusteranalyse: 7.1.1
- Co-Morbiditäten: 3.2, 3.3, 4.2, 7.1.1
- CRISPR: 7.6.1

D

- Deep Brain Stimulation (Tiefe Hirnstimulation): 3.4, 7.4.1
- Depression: 3.3, 7.3.3
- Diagnosekriterien: 4.1, 4.2, 7.5.2
- Digitalisierung: 6.6, 7.6.3, 7.7
- Dopamin: 3.1, 7.3.1, 7.5.1

E

- EEG (Elektroenzephalographie): 4.3
- Einwilligungsfähigkeit: 6.10, 7.8.1
- Evidenzbasierung: 5.1, 7.8.3
- Exekutive Funktionen: 3.3, 7.2.2

F

- Funktionelle Bildgebung (fMRT, PET): 4.4, 7.5.1
- Familienberatung: 6.3
- Feedbackgesteuerte Therapie: 6.4, 7.1.2
- Frontalhirn: 3.1, 7.4.2

G

- Genetik: 3.1, 4.4, 7.1.3, 7.6.1
- Gesellschaftliche Teilhabe: 6.10, 7.8.2
- Gewohnheitsumkehr (Habit Reversal): 5.4, 7.2.1

H

- Habit-Reversal-Training: 5.4, 7.2.1
- Hausärztliche Versorgung: 6.1
- Heilpädagogik: 6.5
- Hyperkinese: 3.1

I

- Immunmodulation: 3.4, 7.5.3
- Inklusion: 6.10, 7.8.2
- Individualisierung (der Therapie): 5.3, 7.1
- Intensivtherapie: 6.8
- IVIG (Immunglobuline): 7.5.3

K

- Kognition / kognitive Kontrolle: 3.3, 5.2, 7.2.2
- Komorbidität: 3.2, 3.3, 7.1.1
- Kosten-Nutzen-Analyse: 7.8.3
- Koordinierte Versorgung: 6.9, 7.7.3
- Künstliche Intelligenz (KI): 6.6, 7.6.3

L

- Langzeitverlauf: 5.1, 7.3
- Lurasidon: 7.3.3

M

- Medikation: 3.4, 7.3

- Mikroglia / Neuroinflammation: 7.5.1
- Modellprojekte: 6.2, 7.7.3
- Multimodalität (der Therapie): 6.9, 7.7.3

N

- Nervenbahnen / Netzwerke (kortiko-striatal): 3.1, 7.4.1
- Neurodiversität: 7.8.2
- Neurofeedback: 6.7
- Neuromodulation: 3.4, 7.4
- Neuropsychologie: 3.3, 4.2
- Normalität (sozial definierte): 7.8.2

O

- Omics-Technologien: 7.6.2
- Online-Therapie: 6.6, 7.7.1

P

- PANDAS/PANS: 4.2, 7.5.2, 7.5.3
- Patient*innenautonomie: 7.8.1
- Pharmakogenetik: 7.1.3, 7.6.2
- Plasmapherese: 7.5.3
- Plattformmedizin: 7.7.2
- Prävention: 6.11, 7.5.4

R

- Rehabilitation: 6.9
- Risikoabschätzung (Therapie): 7.8.1, 7.8.3

S

- Selbsthilfe / Peer-Arbeit: 6.10, 6.12
- Sensorische Prämonitionen (Tic-Drang): 3.1, 7.1.1
- Soziale Unterstützung: 6.3, 6.10
- Schulbegleitung: 6.5
- Stereotypie / Stereotype Bewegungen: 4.1, 5.1

T

- Tagesklinische Versorgung: 6.8
- Therapiealgorithmus: 7.1.2
- Tic-Symptome: 2.1, 3.1, 5.1
- Tiefenhirnstimulation: siehe → Deep Brain Stimulation
- TMS (Transkranielle Magnetstimulation): 7.4.2
- tDCS (Transkranielle Gleichstromstimulation): 7.4.3
- Tourette-Komorbidität: 3.2, 3.3, 7.1.1

U

- Umweltfaktoren: 3.1, 7.5.1
- Unerwünschte Nebenwirkungen: 3.4, 7.3

V

- Verlaufstypen Tourette: 5.1, 5.2

- Versorgungsgerechtigkeit: 7.8.3
- Videoanalyse (Tic-Erkennung): 7.6.3
- Verhaltenstherapie: 5.4, 7.2

W

- Wirkmechanismus: 3.4, 7.3
- Wissenschaftstransfer: 7.7.3

10 Literaturverzeichnis

American Psychiatric Association. (2022). *Diagnostic and statistical manual of mental disorders* (5th ed., text rev.; DSM-5-TR). Washington, DC: Author.

Browne, H. A., Gair, S. L., Scharf, J. M., & Grados, M. A. (2019). Neurodevelopmental and psychiatric comorbidities of Tourette syndrome. *Journal of Child Neurology, 34*(10), 603–613. https://doi.org/10.1177/0883073819852933

Cath, D. C., Hedderly, T., & Ludolph, A. G. (2021). European clinical guidelines for Tourette syndrome and other tic disorders—Version 2.0. *European Child & Adolescent Psychiatry, 30*(7), 839–853. https://doi.org/10.1007/s00787-021-01755-5

Chandler, S., Johnson, M., & Murphy, T. (2022). The effectiveness of CBIT in children with tic disorders: A meta-analysis. *Behavior Therapy, 53*(2), 295–312.
https://doi.org/10.1016/j.beth.2021.07.004

Conelea, C. A., Frank, H. E., Walther, M. R., Freeman, J. B., & Garcia, A. M. (2020). Tic disorders. In J. L. Matson (Ed.), *Handbook of childhood psychopathology and developmental disabilities treatment* (pp. 385–402). Springer. https://doi.org/10.1007/978-3-030-46161-6_23

Cubo, E., Shannon, K. M., & Hallett, M. (2022). A systematic review of non-invasive brain stimulation in Tourette syndrome: rTMS and tDCS. *Tremor and Other Hyperkinetic Movements, 12*, Article 37. https://doi.org/10.7916/tohm.v0.946

Eapen, V., & Cavanna, A. E. (2023). Tourette syndrome: From genes to therapy. *Current Opinion in Psychiatry, 36*(2), 111–117. https://doi.org/10.1097/YCO.0000000000000802

Ganos, C., & Münchau, A. (2021). The neurobiology of tic disorders. *Current Opinion in Neurology, 34*(4), 489–495. https://doi.org/10.1097/WCO.0000000000000946

Gilbert, D. L., Budman, C. L., Jankovic, J., Leckman, J. F., & Coffey, B. J. (2019). The role of antipsychotics in treating Tourette syndrome. *Journal of Neural Transmission, 126*(9), 1097–1113. https://doi.org/10.1007/s00702-019-02031-4

Grover, S., & Dua, D. (2020). Emerging role of cannabinoids in neuropsychiatric disorders: Focus on Tourette syndrome. *Psychiatry Research, 291*, 113243. https://doi.org/10.1016/j.psychres.2020.113243

Hirschtritt, M. E., Lee, P. C., Pauls, D. L., Dion, Y., Grados, M. A., Illmann, C., ... & Tourette Association of America International Consortium for Genetics. (2018). Lifetime prevalence, age of risk, and genetic relationships of comorbid psychiatric disorders in Tourette syndrome. *JAMA Psychiatry, 75*(4), 396–405. https://doi.org/10.1001/jamapsychiatry.2017.4011

Leckman, J. F., & Bloch, M. H. (2019). A developmental and circuit-based perspective on Tourette syndrome. *Journal of Clinical Medicine, 8*(8), 1266. https://doi.org/10.3390/jcm8081266

Mataix-Cols, D., & Ringman, J. M. (2022). Pharmacological treatment of tic disorders: Current status and future directions. *CNS Drugs, 36*(1), 1–16. https://doi.org/10.1007/s40263-021-00866-6

Müller-Vahl, K. R., Szejko, N., Dreier, A., & Rizzo, R. (2023). Cannabinoid treatment in patients with Gilles de la Tourette syndrome. *Neuroscience & Biobehavioral Reviews, 149*, 105146. https://doi.org/10.1016/j.neubiorev.2023.105146

Paschou, P., & Szejko, N. (2021). Genetics of Tourette syndrome: The next frontier. *European Journal of Human Genetics, 29*, 614–623. https://doi.org/10.1038/s41431-021-00806-w

Scharf, J. M., Miller, L. L., Mathews, C. A., & Ben-Shlomo, Y. (2019). Prevalence of Tourette syndrome and chronic tics in the population-based Avon Longitudinal Study of Parents and Children cohort. *Journal of the American Academy of Child & Adolescent Psychiatry, 58*(4), 438–445.
https://doi.org/10.1016/j.jaac.2018.06.013

Szejko, N., Rizzo, R., & Müller-Vahl, K. R. (2021). Deep brain stimulation in Tourette syndrome: A review and updated recommendations. *Movement Disorders, 36*(5), 1040–1053.
https://doi.org/10.1002/mds.28461

Thomalla, G., & Ganos, C. (2021). Noninvasive neuromodulation in Tourette syndrome. *Movement Disorders Clinical Practice, 8*(6), 908–916. https://doi.org/10.1002/mdc3.13329

Verdellen, C., van de Griendt, J., Hartmann, A., & Murphy, T. (2011). European clinical guidelines for Tourette syndrome and other tic disorders—Part III: Behavioural and psychosocial interventions. *European Child & Adolescent Psychiatry, 20*(4), 197–207.
https://doi.org/10.1007/s00787-011-0168-4

Walkup, J. T., Ferrão, Y., Leckman, J. F., & Bloch, M. H. (2022). Tic disorders: Advances in diagnosis and treatment. *Journal of the American Academy of Child & Adolescent Psychiatry, 61*(1), 13–23.
https://doi.org/10.1016/j.jaac.2021.06.009

***